即効！痛みもコリもササっと消える！

瞬トレ

「瞬トレ」は筋肉と関節を
同時に柔らかくして
痛みをすぐに和らげる
最強のカンタン動作です。

健康運動指導士・
全米エクササイズ&
スポーツトレーナー（PFT）
藤森善弘

X-Knowledge

痛みの原因筋を「伸ばす」&「締める」動きで短期に悩みを解消します

繰り返す腰痛やひざの痛み、肩や首のこりに長年悩まされている……本書を手に取っていただいたみなさんは、そんな悩みをお持ちのことかと思います。

私は30年以上の間、学校や病院、そしてオリンピック選手育成の現場で、体のメンテナンスや故障のリカバリーを行ってきました。その経験値からいえることは、これらの原因の根っこは、多くの場合で同じである、ということです。

「筋肉と関節が硬くなることから、痛みやこりは発生している」のです。

本書は、この痛みやこりの原因となっている筋肉を伸ばし、関節をゆるめることで、最も効果的に、最も短期に悩みを取り除く方法をご紹介するものです。

ときには、ゆるみきった筋肉をギュッと引き締めることも行っていきます。

トップアスリートたちにとっては、かすかな体の異変が命取りになります。ほんの少しの動きの悪さでメダルを取り逃すことになるため、ちょっとした動きの違和感や痛みがあれば即、私たちのようなプロトレーナーがその場でケアを施して、リカバリーするところまでもっていかなくてはなりません。

つまり、私がスポーツの世界で磨き上げてきたのは、**体の動きを阻害する痛みやハリを、すぐその場で解決するケア方法**です。

本書では、この即効性のあるリカバリーケアを「**瞬トレ**」と名付けました。

痛みや違和感が体に現れたとき、一般の方がすぐに自分で、自宅で実践できること。そして、その場で悩みがクリアされる実感があること。この2つをポイントに、私が持つリカバリースキルをアレンジしたものが、本書でこれからご紹介する、筋肉と関節を伸ばし、ゆるめる「瞬トレ」です。

痛い！の原因はこの2つ

原因 1

筋肉が硬いから

原因 2

関節が硬いから

体に痛みやこりが現れたということは、その周辺や、もしくは影響を及ぼす箇所の筋肉が本来のしなやかさを失い、硬くなっていると考えられます。そして、筋肉が硬くなる原因は、多くの場合**「その筋肉を動かしていないから」**です。

鍛え抜かれたトップアスリートたちの筋肉は意外にも非常に

やわらかく、触るとまるでマシュマロのような感触を保っています。健全な筋肉であるほど、柔軟性も高いのです。加齢やケガが原因で筋肉が硬くなってしまうこともありますが、現代人の筋肉が硬くなる原因は、ほとんどの場合「運動不足」が占めています。

筋肉は、その両端が関節をまたいで骨に付着しています。骨と骨が連結している部分である「関節」は、筋肉が伸びたり縮んだりすることで動くつくりになっています。筋肉が、関節を曲げ伸ばししているのです。

つまり、筋肉が硬くなってしなやかに伸びないということは、関節の動きも悪くなって、その可動域を狭めてしまうということ。関節の周辺は主にコラーゲン繊維でできており、長く動かさないでいると、このコラーゲン繊維同士がくっついて固まり、関節の動きが硬くなってしまうのです。

筋肉が硬くなり、それに伴って関節も硬くなり——結果、**全身が硬いギプスで固定されたようになってしまいます。**ギシギシに硬くなった筋肉と関節を無理に動かそうとすることで、大きな負荷がかかり、痛みやこりが起こってしまうというわけです。

筋肉&関節が硬いと…

1 動きにくいのに

筋肉が硬くなると、筋肉がまたいでいる関節の動きも悪くなって、硬いギプスをつけているように動きが悪くなってしまいます。

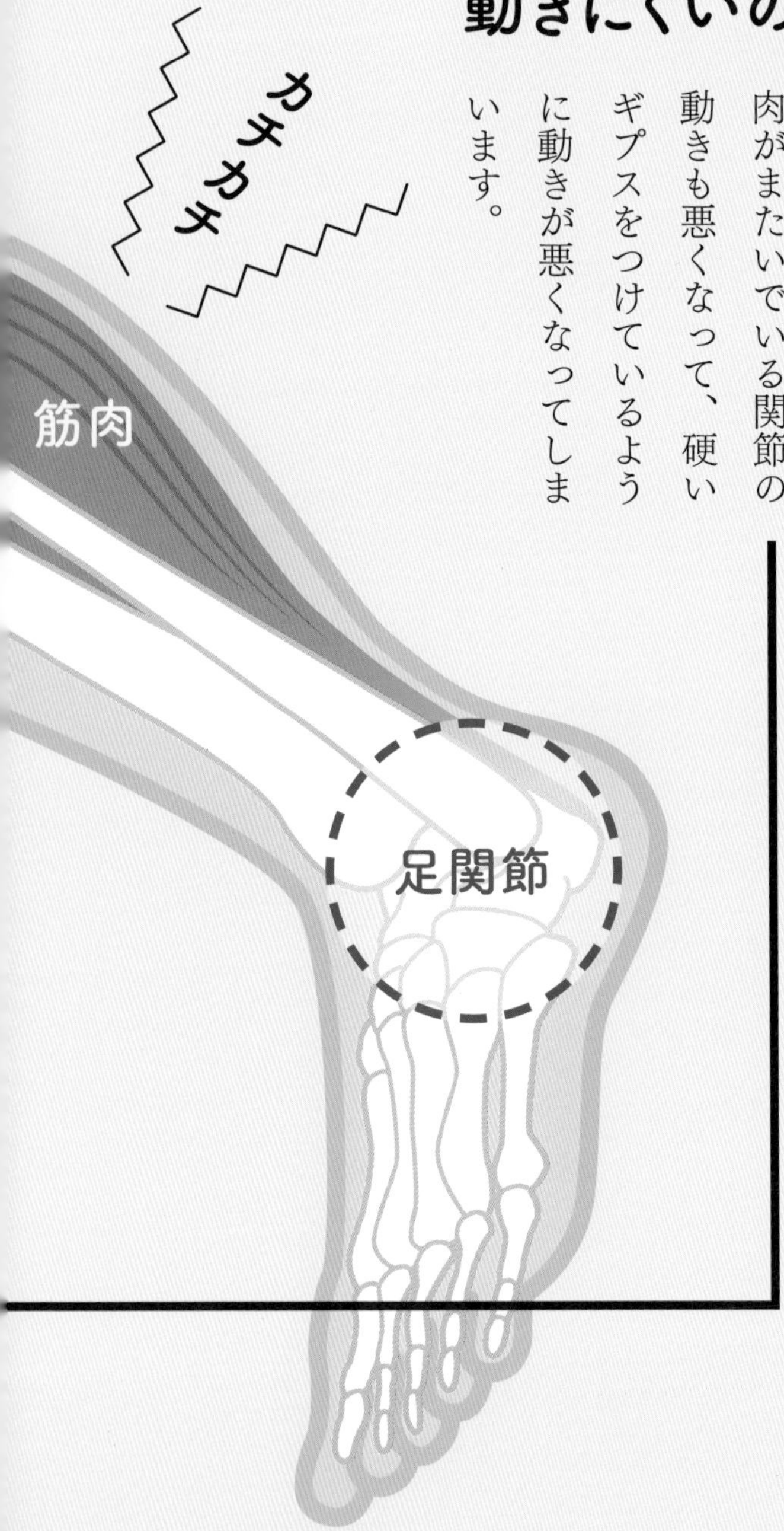

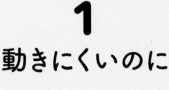

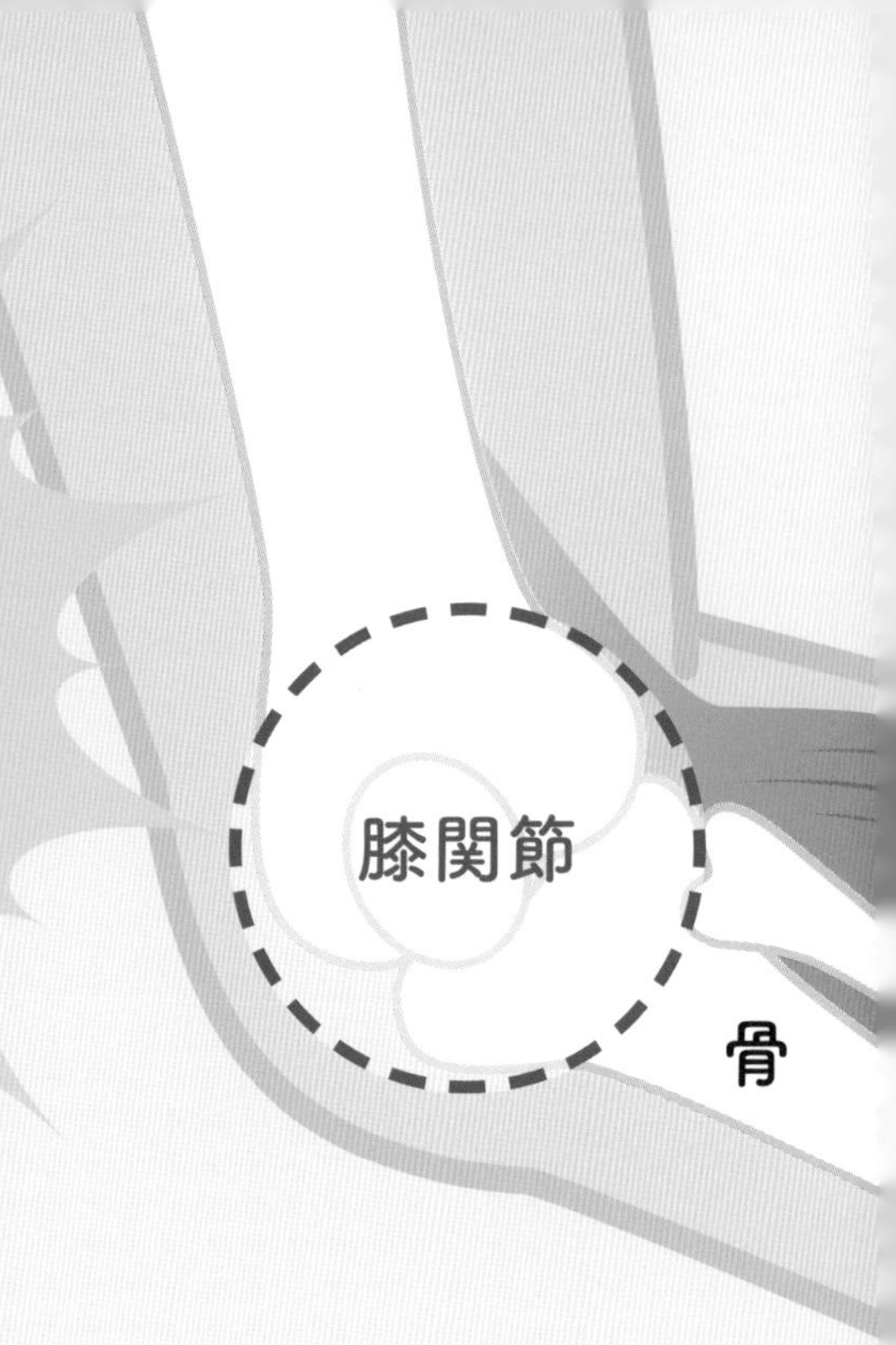

2 無理に動かすから

硬い筋肉や硬い関節は、体を引っ張ったり固定したりして動きを悪くしますが、そうはいっても、毎日の生活の中でじっとしているわけにもいきません。結果、硬いギプスを付けた体を無理やりに動かす毎日が続き……

3 痛みに！

関節やその内部にある腱や神経に大きな負担をかけてしまい、それがこりや痛みの原因になってしまうのです。また、硬いギプスをつけた体を動かすことで、特に激しい運動をしていなくても疲労が蓄積したり、関節の動きが悪いことから転倒して思わぬケガをすることにもつながります。

体が硬い人の、見た目の特徴

運動不足で筋肉が硬くなる人には、見た目にある一定の特徴があります。
とにかく、**姿勢が悪い**のです。
まず、長時間座りっぱなしの姿勢をとっていることが多いために、体が前傾姿勢に

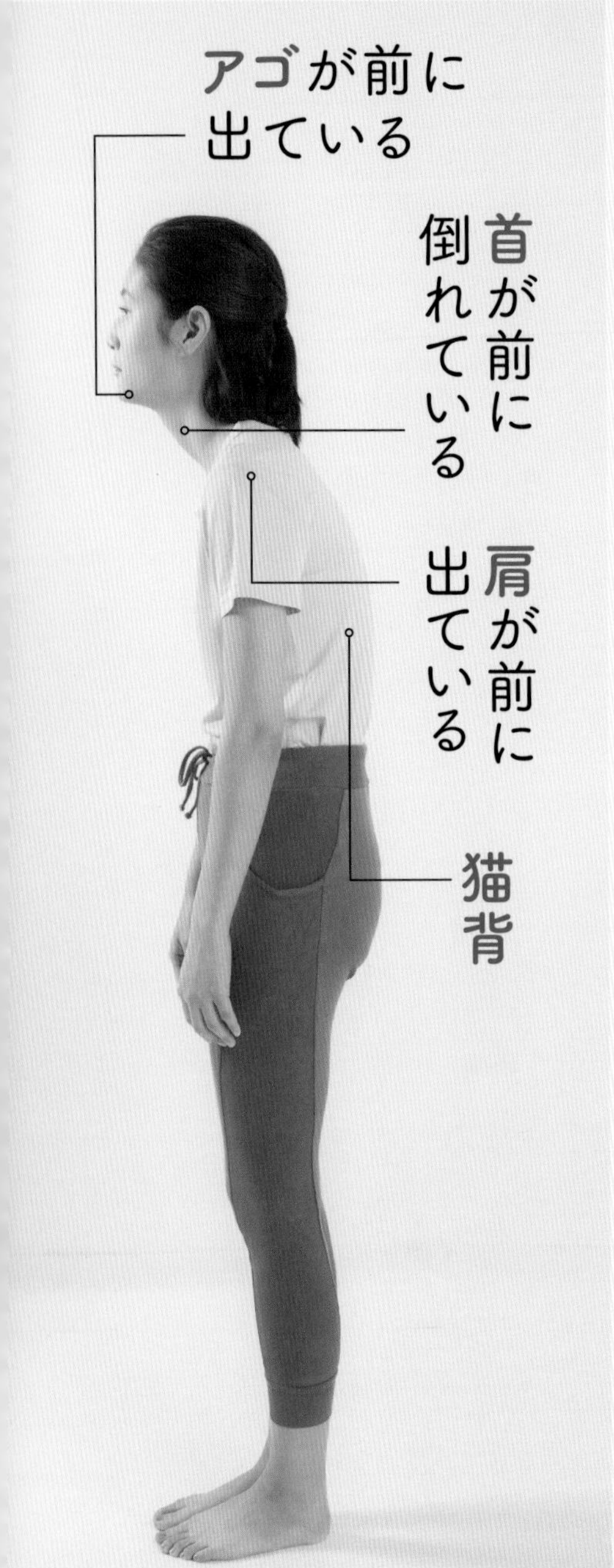

なっています。**首が前に倒れ、アゴが前に出ており、背中は丸く猫背の状態に。**また、パソコンやスマホの長時間使用で腕をずっと前方へ出す姿勢をとっていることで、いわゆる「**前肩**」になっています。

　そのため、全身の骨格がバランスを取るために**骨盤は上部が後ろへ、下部が前に倒れてしまう**ことから、**おなかがぽっこりと出て、ひざは曲がってしまいます。**足を組んだりかばんを片方だけに持つなどの姿勢の癖がある場合には、**股関節も左右差が出るため、**左右の脚の長さに違いが出る人も少なくありません。そういう人の靴の裏を見ると、減り方が左右で異なることがよくあります。

　こうした見た目の特徴を持つ人ほど、体のあちこちに負荷がかかって痛みやこりが発生してしまうのです。

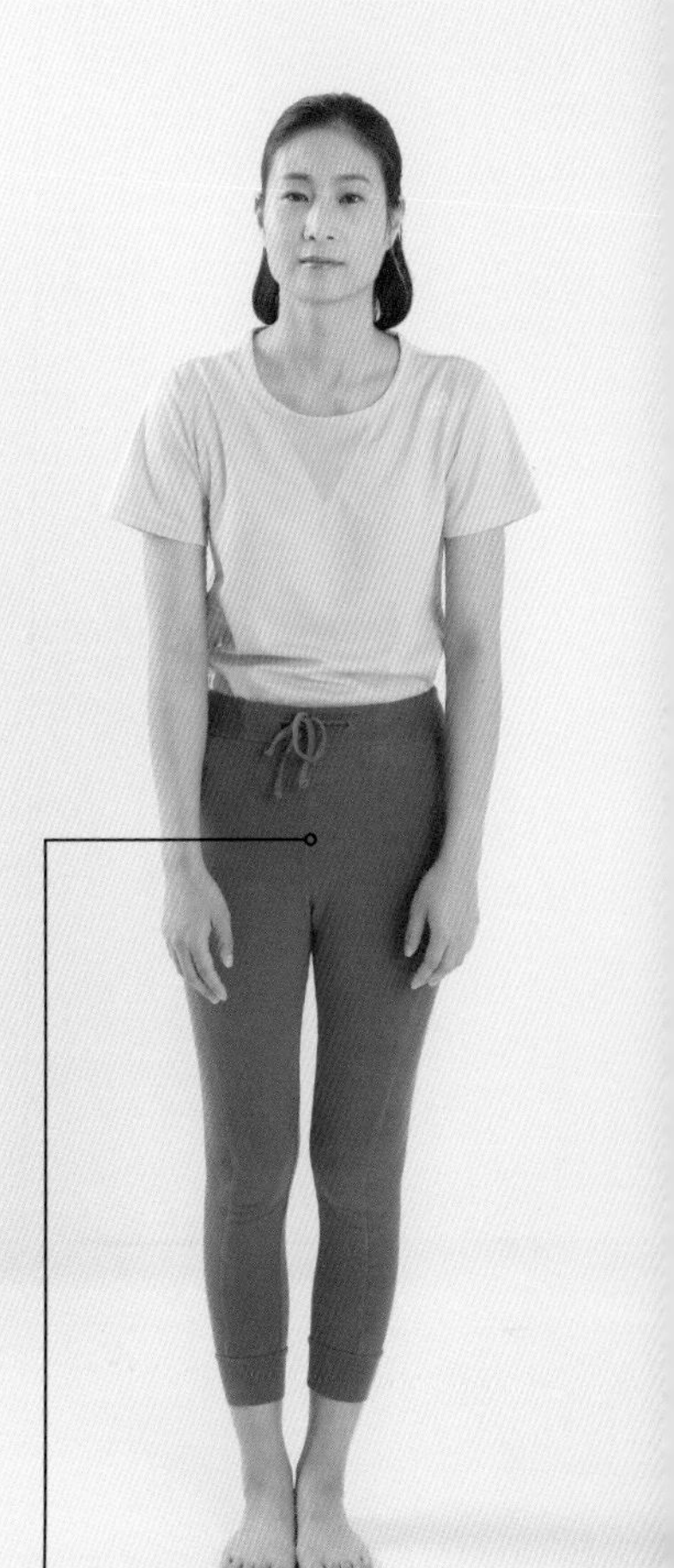

股関節が前後左右にゆがんでいる

筋肉&関節が硬いと他にもこんなマイナスが…

疲れやすい

硬い筋肉と関節を無理やり動かすことから、体には常に負荷がかかり、特に運動をしていなくても疲労感が高まるようになります。

自律神経が乱れやすい

全身が硬くなって体を動かすことがおっくうになると、運動不足が加速。さらに姿勢が悪くなったり呼吸が浅くなることから、人体の活動と休息のバランスをとっている自律神経の働きも乱れ、体が冷えたり睡眠のトラブルが起きるように。

転びやすい

関節の可動域が狭いため、動きに制限がかかったり、硬くなった筋肉に引っ張られて体のバランスが崩れることから、思わぬけがにつながりやすくなります。

脳が衰えやすい

体を動かすことで脳血流が良くなり、気持ちを上向きにさせるホルモン分泌も活性化されます。逆を言えば、運動をしなければ脳はどんどん衰える、ということです。

胃腸が弱くなる

硬い筋肉に引っ張られて姿勢が悪くなると、内臓を支えている骨格や筋肉の働きを阻害するように。結果、肺がつぶれて呼吸がうまくできなくなったり、胃腸が垂れ下がってその機能を低下させることにもつながります。

痛み体質を変えるのが瞬トレ

硬くなった筋肉を伸ばすことでその柔軟性を取り戻し、関節の可動域も広げて痛みやこりを解消し、体を動かしやすくするのが、瞬トレです。ときには、伸び切っていた筋肉をしっかりと引き締めて、その機能を取り戻すことも行います。

瞬トレを行うことで、硬い筋肉と関節に引っ張られていた体は軽く、動かしやすくなり、硬くて重いギプスをはめていたような感覚から解放されます。すると、痛みや

縮んで硬い筋肉を伸ばす

＋

伸び切った筋肉を締める

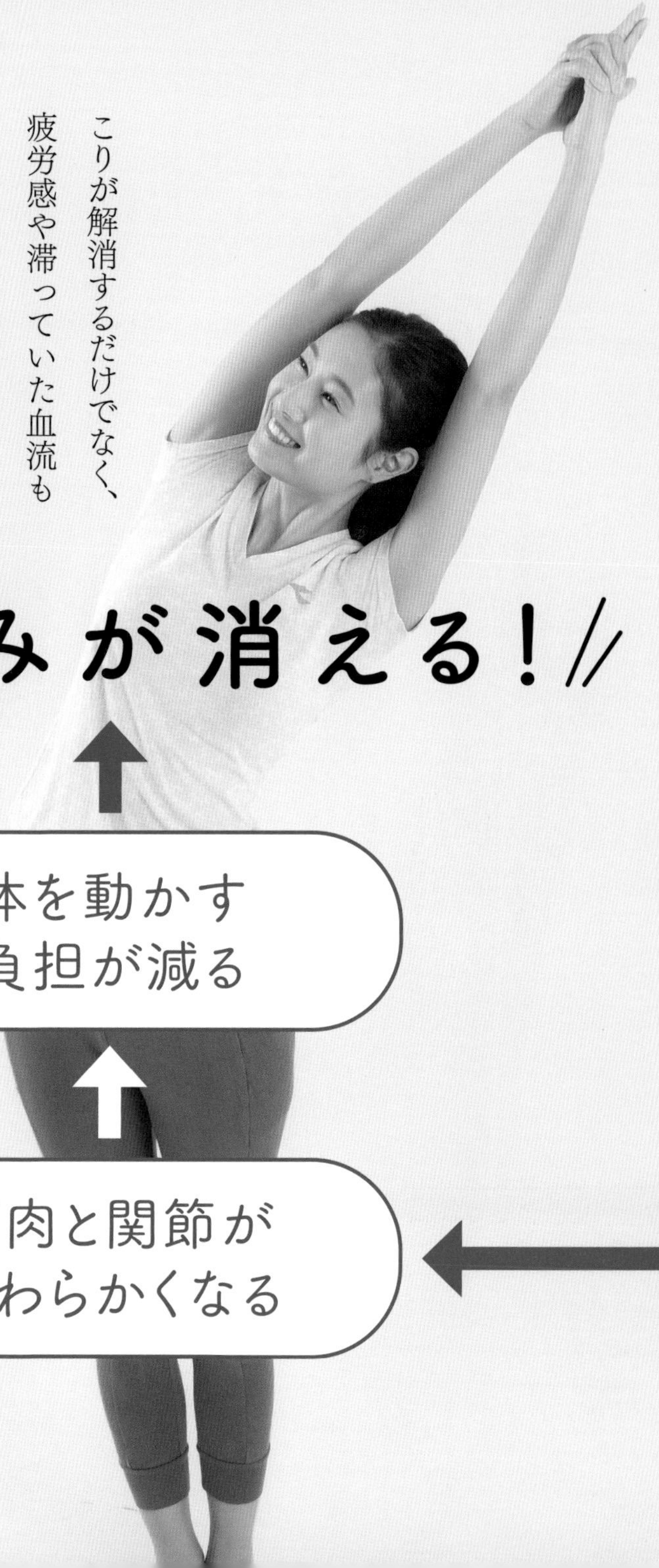

こりが解消するだけでなく、疲労感や滞っていた血流もぐんとよくなります。
つらい痛みやこり、疲れやすい体質を、根本から解決することができるのです。

痛みが消える！

↑

体を動かす
負担が減る

↑

筋肉と関節が
やわらかくなる

瞬トレでカラダはこう変わる！

硬くなった筋肉がしなやかになると、関節の可動域も広がります。すると、引っ張られていた骨格が正常な位置に戻るため、姿勢が整ってきます。猫背で前かがみに縮んでいた胸部や腹部の筋肉は伸び、反対に伸び切っていた背中周りの筋肉は締まるの

耳・肩・くるぶしが一直線上に
おなかが平らになる
代謝が上がってやせる

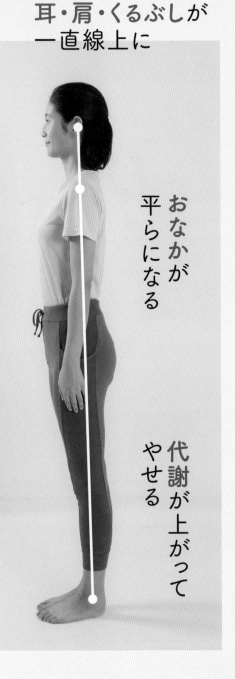

で、背筋がスッと伸び、前傾していた首やアゴ、頭部が背骨の上にしっかりと乗るようになります。倒れていた骨盤も正常に起き上がり、ひざも自然と伸びるのです。

これが、痛みやこりが起こらなくなる、正常な姿勢です。その目安は、立ち姿を横から見たときに、耳と肩、くるぶしが一直線上にそろっていること。そして、内臓が正常な位置におさまるためおなかは平らになるでしょう。

ガチガチに硬いギプスがとれたようになるので、体が軽くなって疲れにくくなります。血流やリンパの流れも正常になるので、末端の冷えもなくなり、代謝も高まってきます。すると自然と太りにくい体質にも変わってくるでしょう。

疲れにくくなる

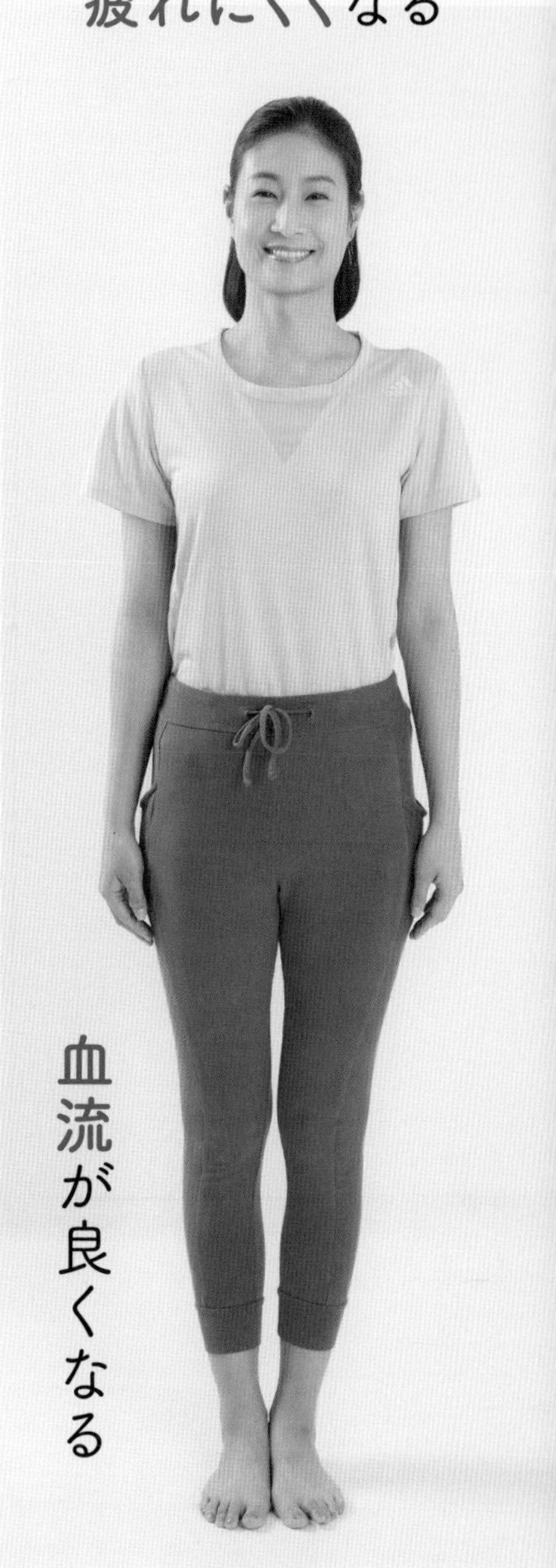

血流が良くなる

ちょっとした「痛みや違和感をがまん」が命取り

痛みやこりがなぜ発生するのか、ここまでのお話でご理解いただけたことかと思います。最初は筋肉が硬くなり、次に関節が硬くなり……と、ひとつひとつ段階があるというお話でした。つまり、いきなりがまんできないほどの強い痛みになるケースは本当に少なく、ちょっとした違和感や動きにくさ、ちょっとした弾みで軽く痛みが走る……といったサインが最初に現れているはずなのです。

私はトップアスリートがベンチプレスを上げているとき、ちょっとしたバーベルの傾きを見ただけで、その選手の歯の悪さを指摘したことがあります。また、水泳をしているときの選手の脚の力の抜け具合をみて、頸椎と腰椎の異常に気が付いたこともありました。

この選手は2人とも、違和感やかすかな痛みに気が付いていながらも、何となくスルーしていたのです。おそらく、パフォーマンスが落ちた時にはすでに手遅れだったことでしょう。

一般の人は、いつも体のパフォーマンスに神経を配っているスポーツ選手よりもずっと、自分の体の異変をスルーする傾向が強いといえます。体の小さな異変に気が付かず、もしくは気が付いても「まあ大したことないだろう」と見過ごしたり、ちょっとした痛みを「いつものことだから」と放置しています。なかには「どこの病院のどの科にかかればいいのかわからない」という人もいます。そうしている間に、硬くなった筋肉が関節の動きをどんどん阻害して、大きなトラブルへとつながってしまうのです。

私はコーチのかたわら、大病院で健康運動指導士としてたくさんの患者さんたちへリハビリのための運動の指導も行ってきました。関節の痛みやケガや病気で体が思うように動けなくなった方々、車椅子での生活を余儀なくされている方々を指導しながら「ああ、異変の前兆のときにすぐに気が付いてケアしてくれていれば……」といつも感じていました。


筋肉が硬くなったときにストレッチしてくれていれば。

関節に負担をかけて炎症が起こる前にケアをしていれば。

いつもと違う違和感やかすかな痛みを感じたときに、それをがまんしていないで、すぐに適切なケアができていれば。

きっと、今でも自分の体を思い通りに動かせたはずなのに、と長い間考え続けていました。


どうか、体の違和感やこりや痛みを放置せず、今すぐ、自分で、自宅でカンタンにできる「瞬トレ」を行ってください。

本書ではこれから、体の悩み別に、原因になっている筋肉を的確に伸ばしたり、締めたりする動きをご紹介していきます。
「運動が苦手…」とか「忙しくて時間がとれない」という人も大丈夫です。動かす時間は1日に数分で十分です。

体を動かすことが、あなたがずっと悩まされている痛みやこりを解消するとても効果的なクスリになることがわかっていただけることでしょう。それだけでなく、頭がすっきりとしたり、体がぽかぽかと温まったり、よく眠れるようになったり、様々な効用を感じていただけるはずです。

それでは、今すぐ、始めていきましょう。

瞬トレ

始める前の4つの心得

心得1

強い痛みがあるときは行わない

動かせないほどの強い痛みや腫れがあるときの瞬トレはNGです。激しい炎症を起こしているため、動かすことでより症状が悪化してしまいます。炎症が収まって痛みが軽減されて動かすことに支障がなくなってから行ってください。

心得2

心地よい範囲で行い無理をしない

瞬トレに、無理は禁物。体の柔軟性を無理して高めることが目的ではありません。行うときは「心地よい範囲」を基本として、ゆっくりと筋肉を伸ばしましょう。力を入れ過ぎたり、勢いをつけて行うのは、体を傷める原因になるのでNGです。

心得3

食事や起床の直後は避ける

食後すぐに瞬トレを行うと、消化を阻害して胃腸の不調につながることが。少なくとも食後から30分間、できれば1時間は間をあけてから行ってください。また、起床後すぐは体の動きが悪く、思わぬけがにつながりますから、やはりNGです。

心得4

基礎疾患がある場合は医師に相談

現在、運動の制限を医師から指導されている基礎疾患がある場合の瞬トレは控えてください。また、妊婦さんも担当医に相談の上、行ってください。

目次

第3章
四十肩・五十肩に効く瞬トレ

第4章
手首の痛みに効く瞬トレ

第5章
頭痛に効く瞬トレ

第6章
のどの不快感に効く瞬トレ

第7章

猫背が治る瞬トレ

第8章

O脚に効く瞬トレ

第9章

ぽっこりおなかに効く瞬トレ

第10章

冷え性に効く瞬トレ

デザイン　田中俊輔（PAGES）
編集協力　木村直子
イラスト　ガリマツ（P6-7）、マツ
撮影　近藤豊
モデル　竹田麻衣（splash）
ヘアメイク　大山直美
協力　田代貴久（キャスティングドクター）
印刷　シナノ書籍印刷

第1章

肩こり・首こりに効く瞬トレ

首や肩のこりは、こっているところが原因ではありません。影響を及ぼしているのは、実は首の場合は体の前面、肩の場合は胸部の筋肉。そこをターゲットに伸ばしていく瞬トレを紹介します。

肩こりに効かせるポイント

ターゲットはココ!

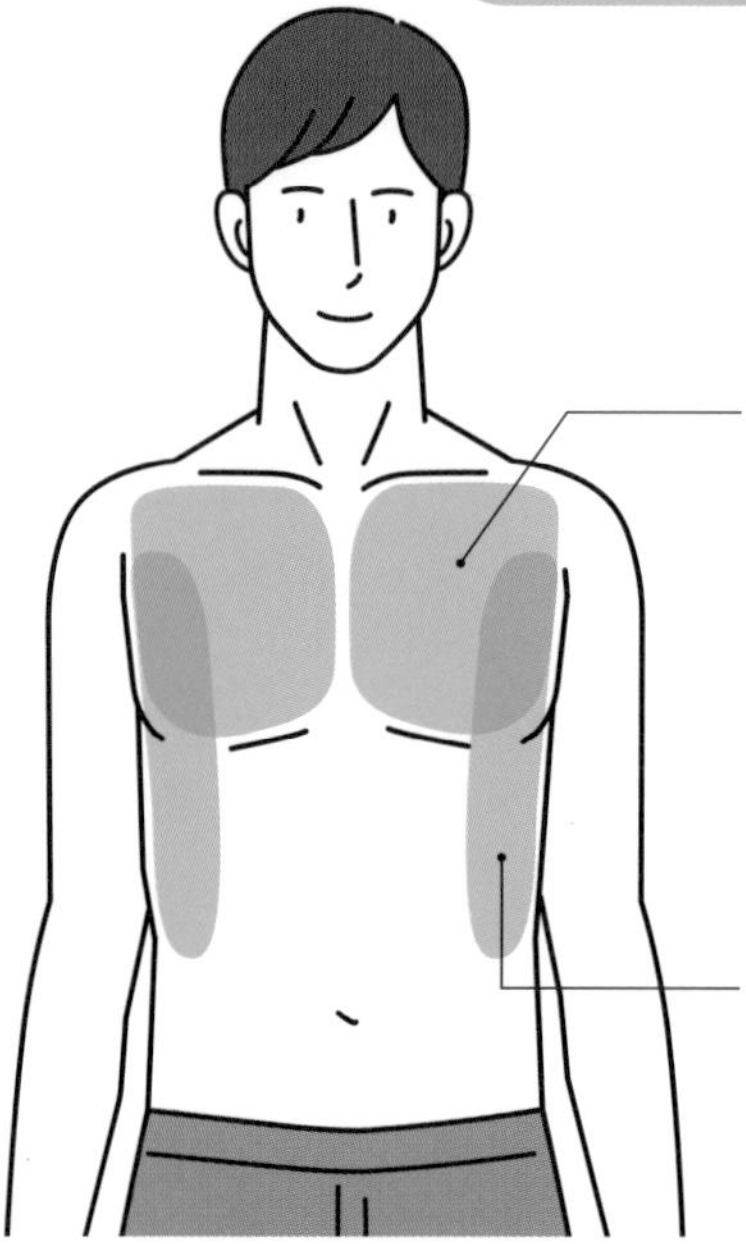

1 胸を伸ばす

胸周りの大胸筋、小胸筋がキュッと縮こまって硬くなり、肩から背中を引っ張ることで動きを阻害し、血流も停滞。胸全体を伸ばすことで肩の負担をとると同時に、肩が前に丸め込まれた状態の「前肩」も改善できる。

2 わき腹を伸ばす

縮んだ胸と丸まった肩に背中が引っ張られると、肩甲骨が動かなくなってそこにつながるわき腹周りの筋肉(肋骨に付属する外肋間筋と内肋間筋)も硬直化する。わき腹の柔軟性が悪くなると、呼吸も十分に行えなくなる。体の前と後ろをつなぐわき腹も同時に柔軟性を高めよう。

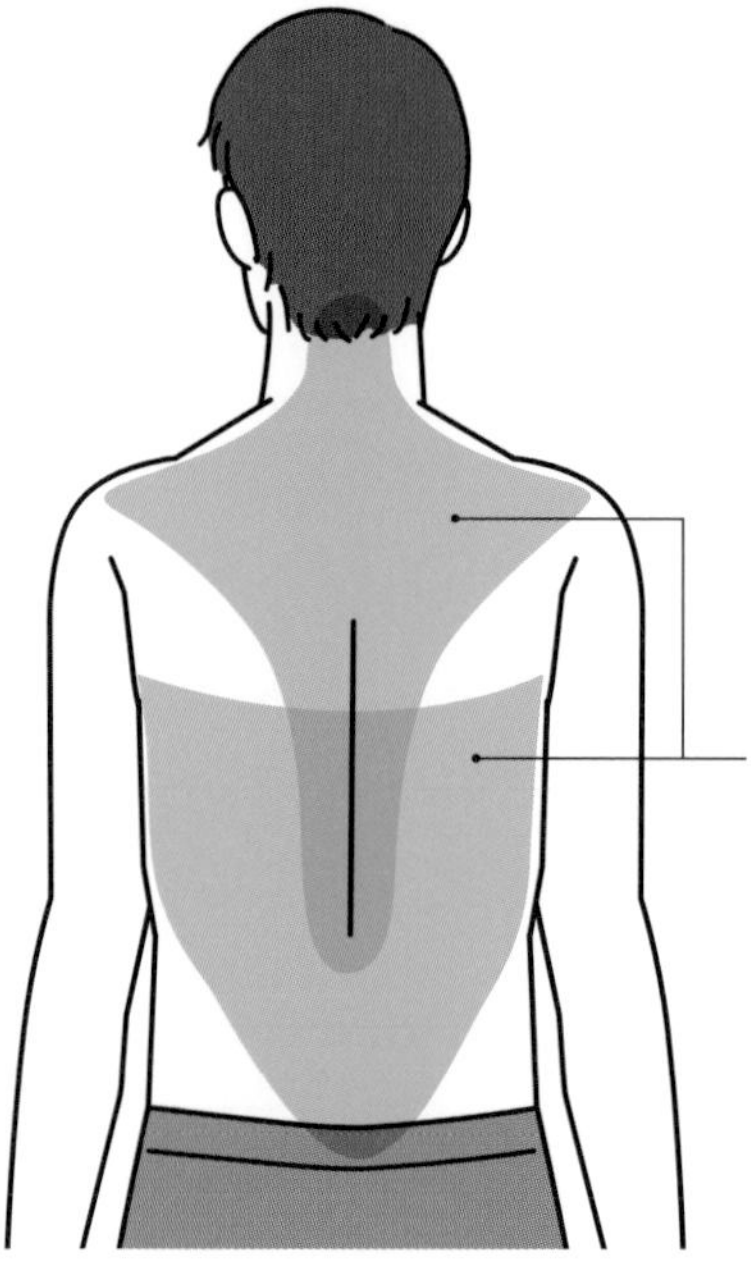

3 背中周りを締める

うなじから背骨、肩にかけて広がる僧帽筋や背中を覆う広背筋は、縮んだ胸周りに引っ張られて伸びっぱなしになっている状態。そこをしっかり締める動きを行うことで、柔軟性を取りもどす。

肩がこると、多くの人が肩をもんだり、叩いたり、指圧をしたり……といった対処療法を行うのが一般的ですが、実はこれでは肩こりはいつまでたっても改善しません。**こっているという実感を持つのは、うなじから肩、背中の中央部を覆う「僧帽筋」ですが、実は原因は肩の僧帽筋にあるのではなく、胸と背中にあるから**です。

たとえばデスクワークをしているとき、腕を前に出すために肩は前へ丸めこまれますね。すると、肩の付け根にある「小胸筋」や、胸の広範囲を締める「大胸筋」が縮み込みます。この縮んだ胸に、肩は常にギューッと引っ張られた状態になるわけです。試しに胸をギュッと内側に丸め込んでみてください。肩にグッと負荷がかかることが感じられると思います。その状態が長時間続くことで筋肉は硬くなって柔軟性が失われ、血行も阻害されて疲労物質が蓄積され、不快な肩こりにつながるのです。さらに、胸と肩が引っ張られると、背中も常に突っ張った状態になるため、背中周りの筋肉である「僧帽筋」や「広背筋」は伸び切ったまま常態化しています。

つまり、**肩こりを根本から解決するためには、胸を伸ばし、背中を引き締める瞬トレが効果的。**次ページからのやり方を参考に早速行っていきましょう。

用意するもの
壁

1

縮んだ胸を伸ばす

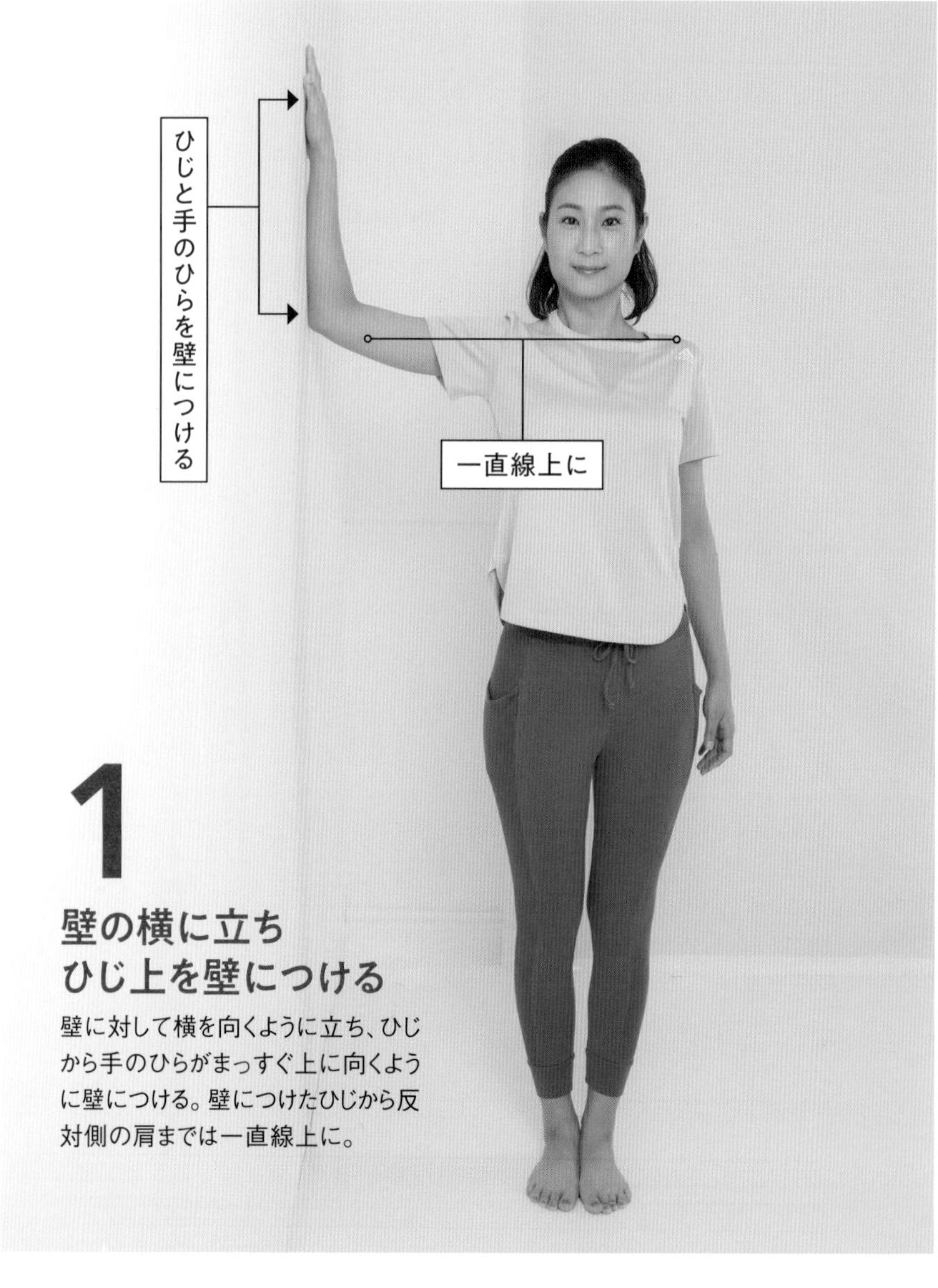
ひじと手のひらを壁につける
一直線上に

1

壁の横に立ち ひじ上を壁につける

壁に対して横を向くように立ち、ひじから手のひらがまっすぐ上に向くように壁につける。壁につけたひじから反対側の肩までは一直線上に。

横から見ると…➡

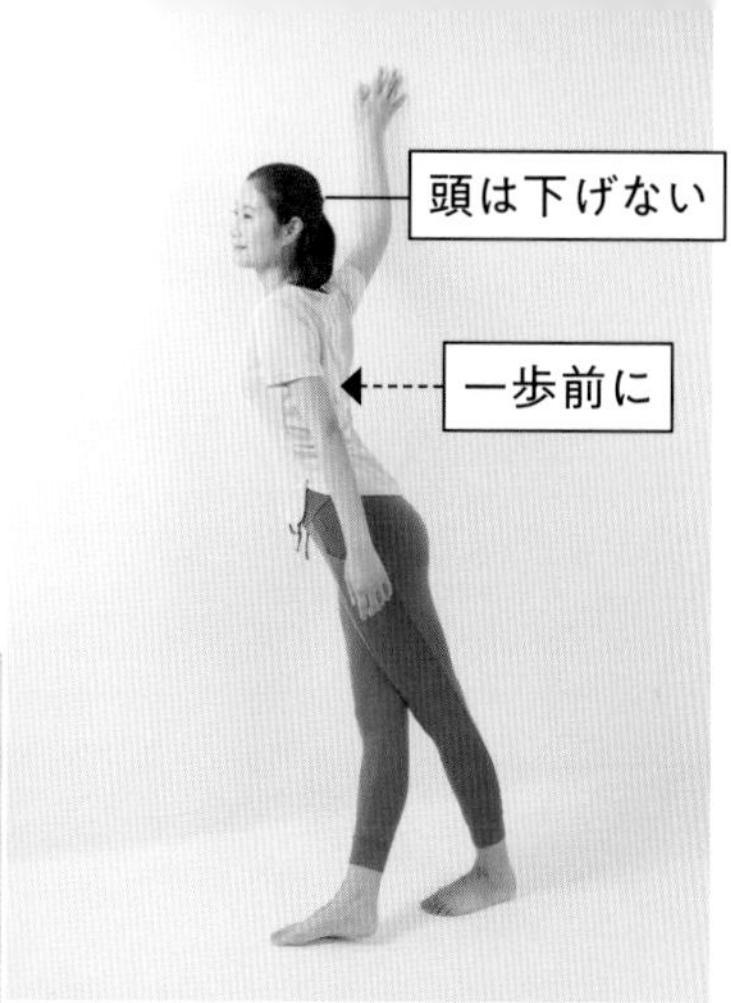
頭は下げない
一歩前に

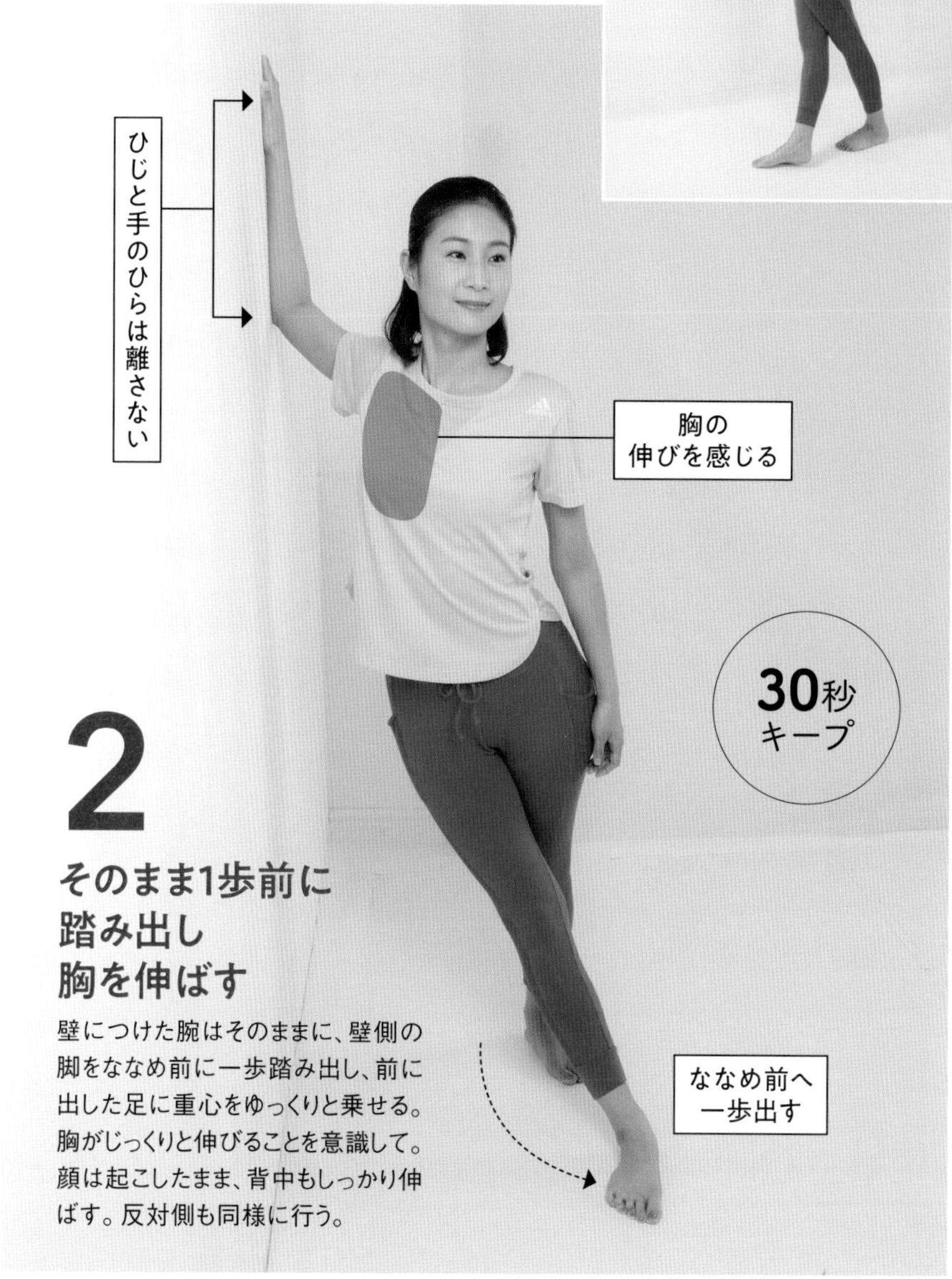
ひじと手のひらは離さない
胸の
伸びを感じる
30秒
キープ
ななめ前へ
一歩出す

2

そのまま1歩前に踏み出し胸を伸ばす

壁につけた腕はそのままに、壁側の脚をななめ前に一歩踏み出し、前に出した足に重心をゆっくりと乗せる。胸がじっくりと伸びることを意識して。顔は起こしたまま、背中もしっかり伸ばす。反対側も同様に行う。

2

縮んだわき腹を伸ばす

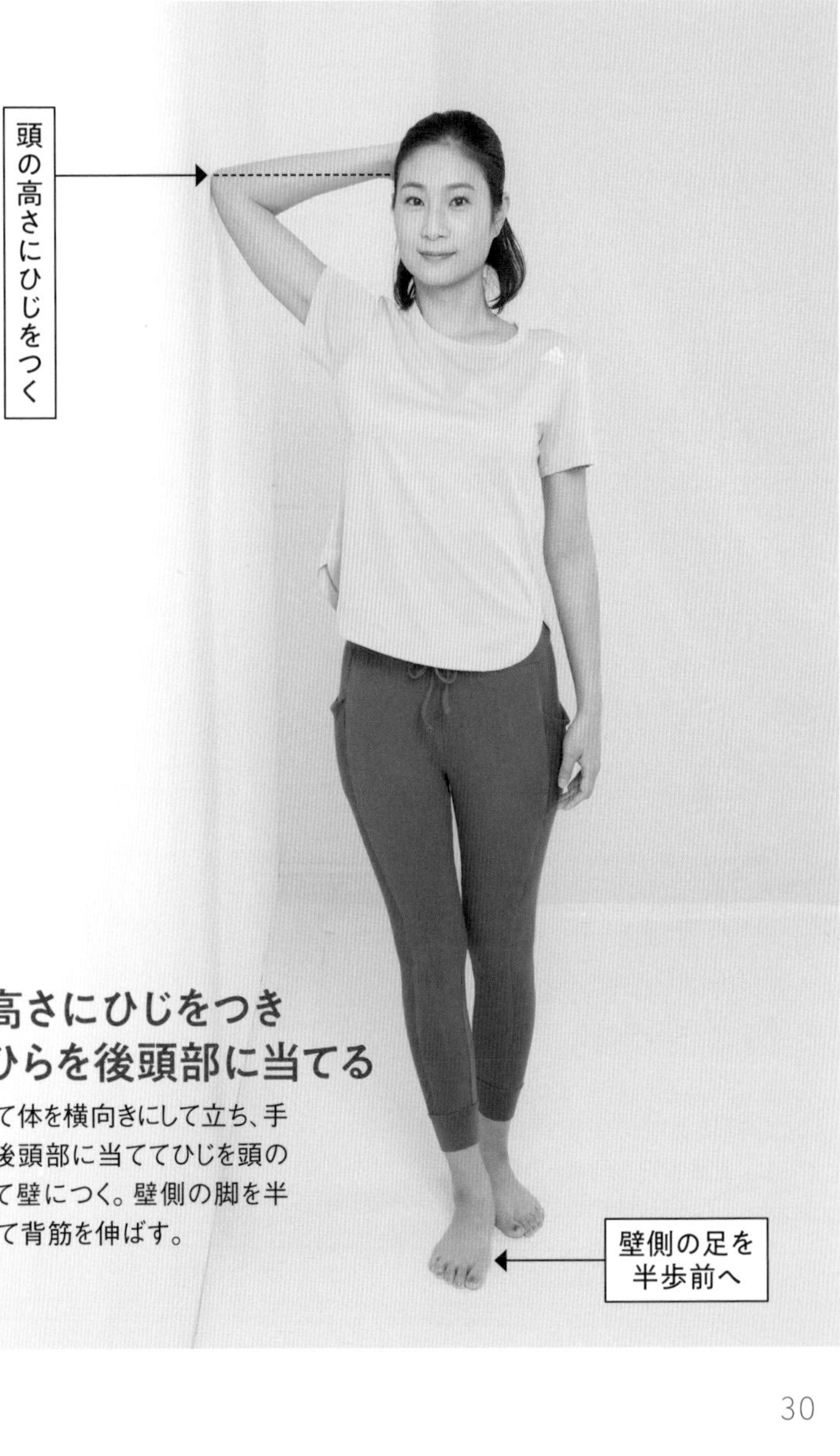
頭の高さにひじをつく
壁側の足を半歩前へ

1

顔の高さにひじをつき手のひらを後頭部に当てる

壁に対して体を横向きにして立ち、手のひらを後頭部に当ててひじを頭の高さにして壁につく。壁側の脚を半歩前にして背筋を伸ばす。

2

壁に上半身を寄せてわき腹を伸ばす

壁に上半身を寄せ、同時にひじを壁に沿って上にずらし、わき腹を壁にできるだけ寄せながらじっくり伸ばす。このとき、上体や顔が前に倒れないように注意。反対側も同様に行う。

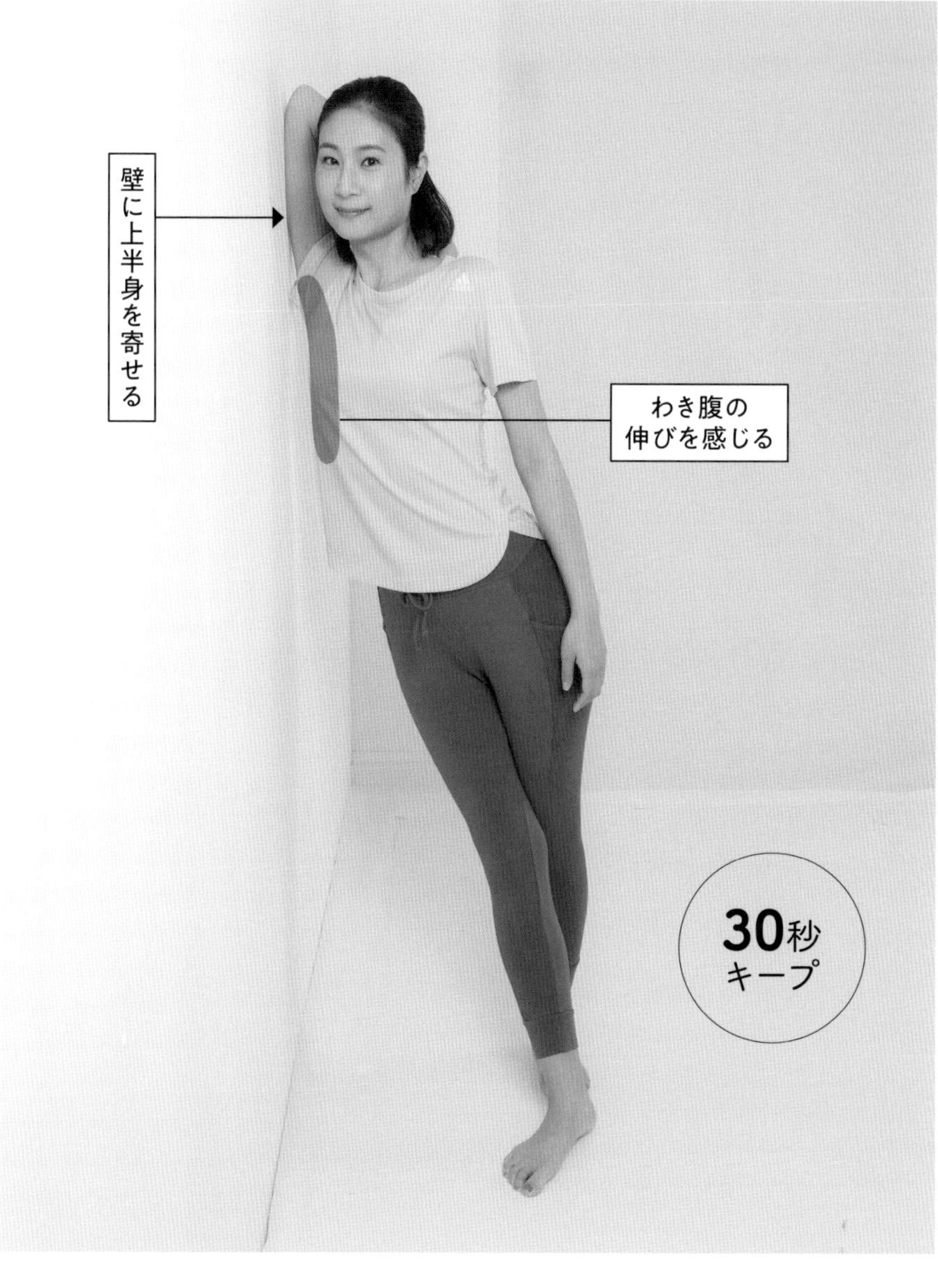
壁に上半身を寄せる
わき腹の伸びを感じる
30秒キープ

3

伸び切った背中周りを締める

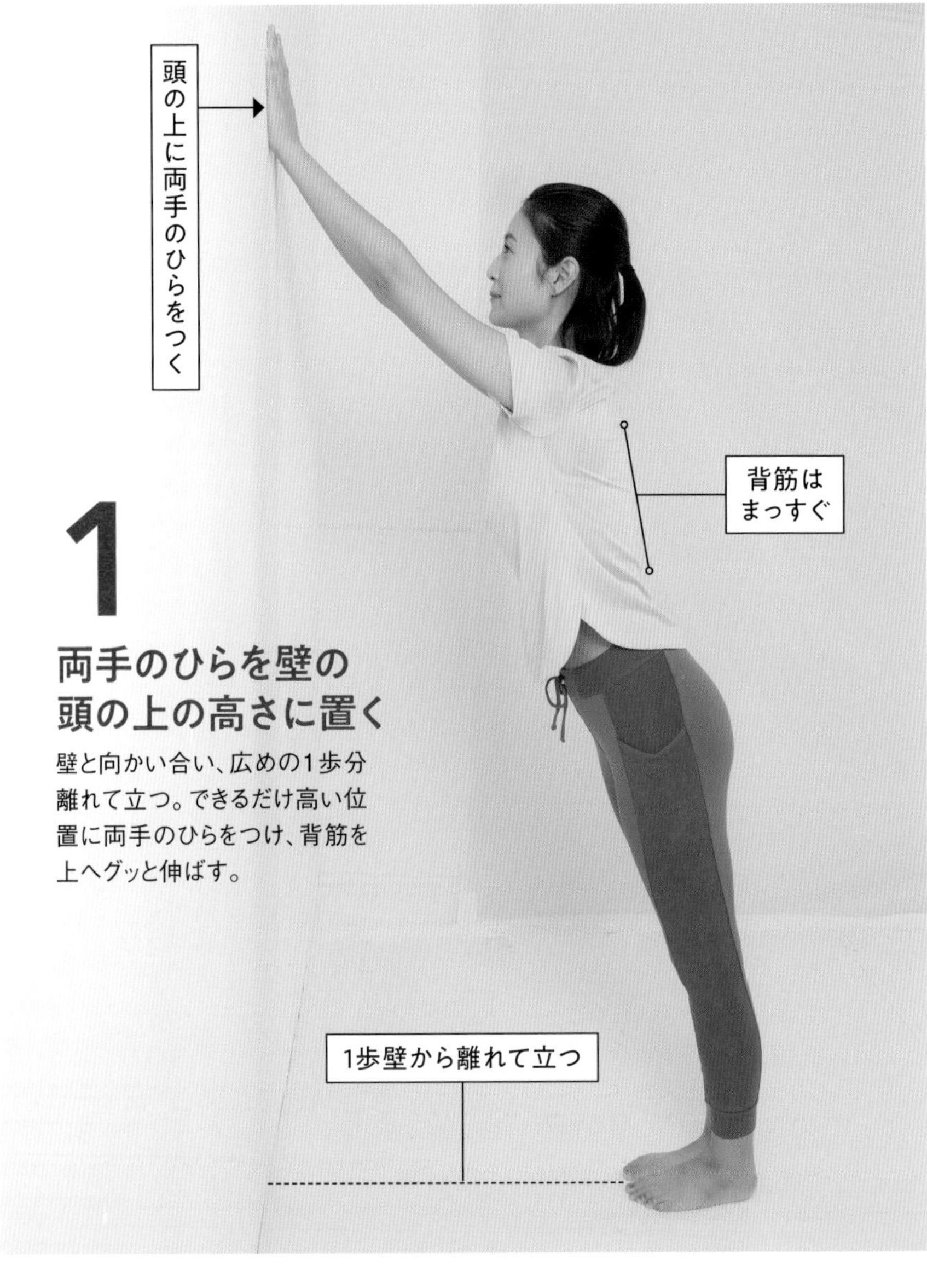
頭の上に両手のひらをつく
背筋はまっすぐ
1歩壁から離れて立つ

1

両手のひらを壁の頭の上の高さに置く

壁と向かい合い、広めの1歩分離れて立つ。できるだけ高い位置に両手のひらをつけ、背筋を上へグッと伸ばす。

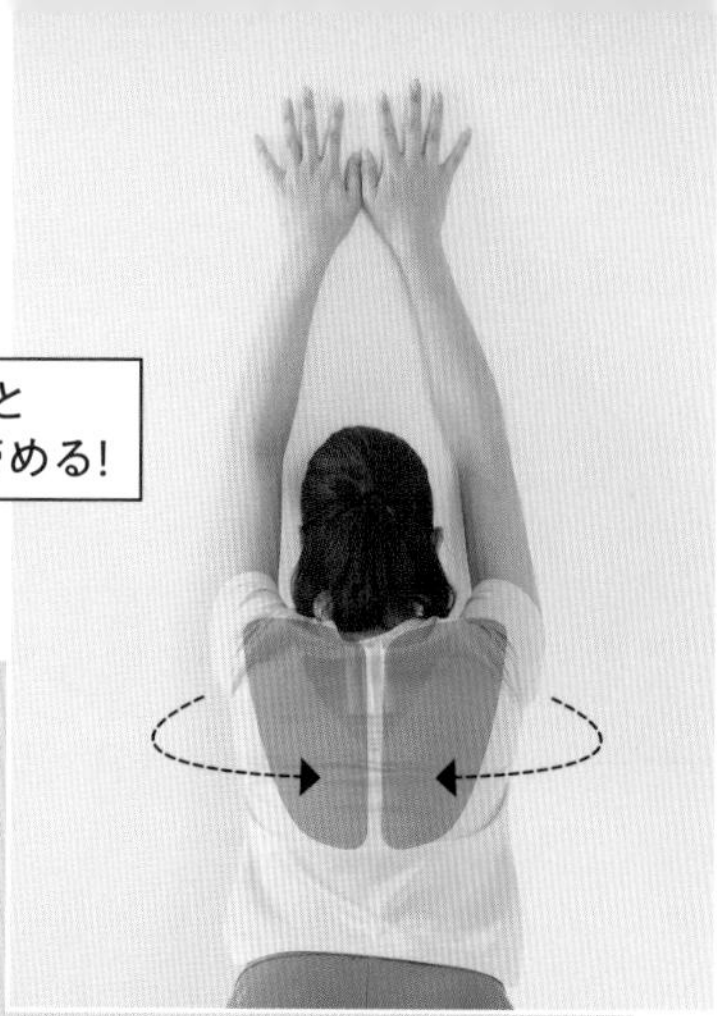
後ろから見ると…
背中周りをギュッと
中央に寄せるように締める!

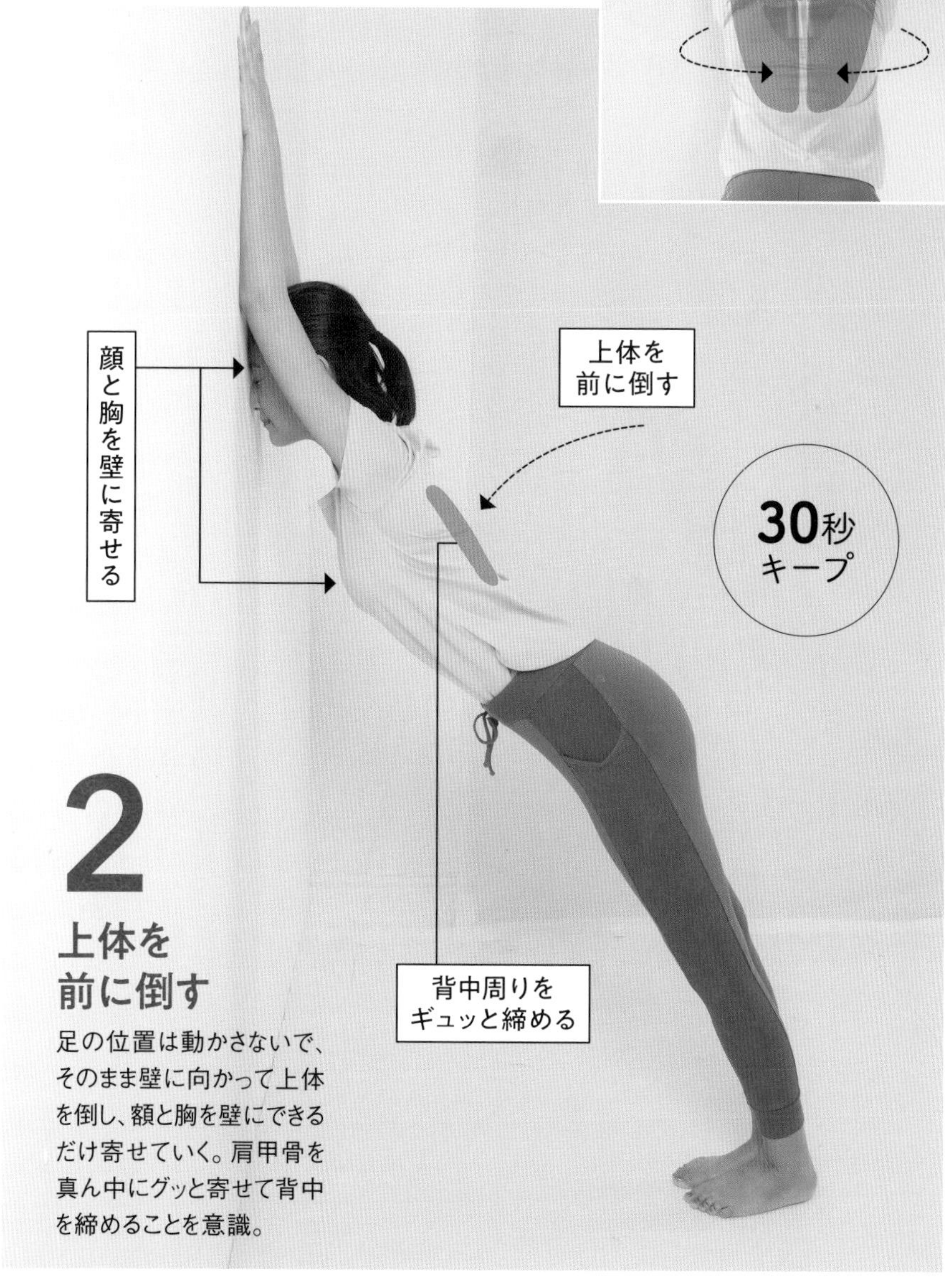
顔と胸を壁に寄せる
上体を
前に倒す
30秒
キープ
背中周りを
ギュッと締める

2

上体を前に倒す

足の位置は動かさないで、そのまま壁に向かって上体を倒し、額と胸を壁にできるだけ寄せていく。肩甲骨を真ん中にグッと寄せて背中を締めることを意識。

首こりに効かせるポイント

ターゲットはココ！

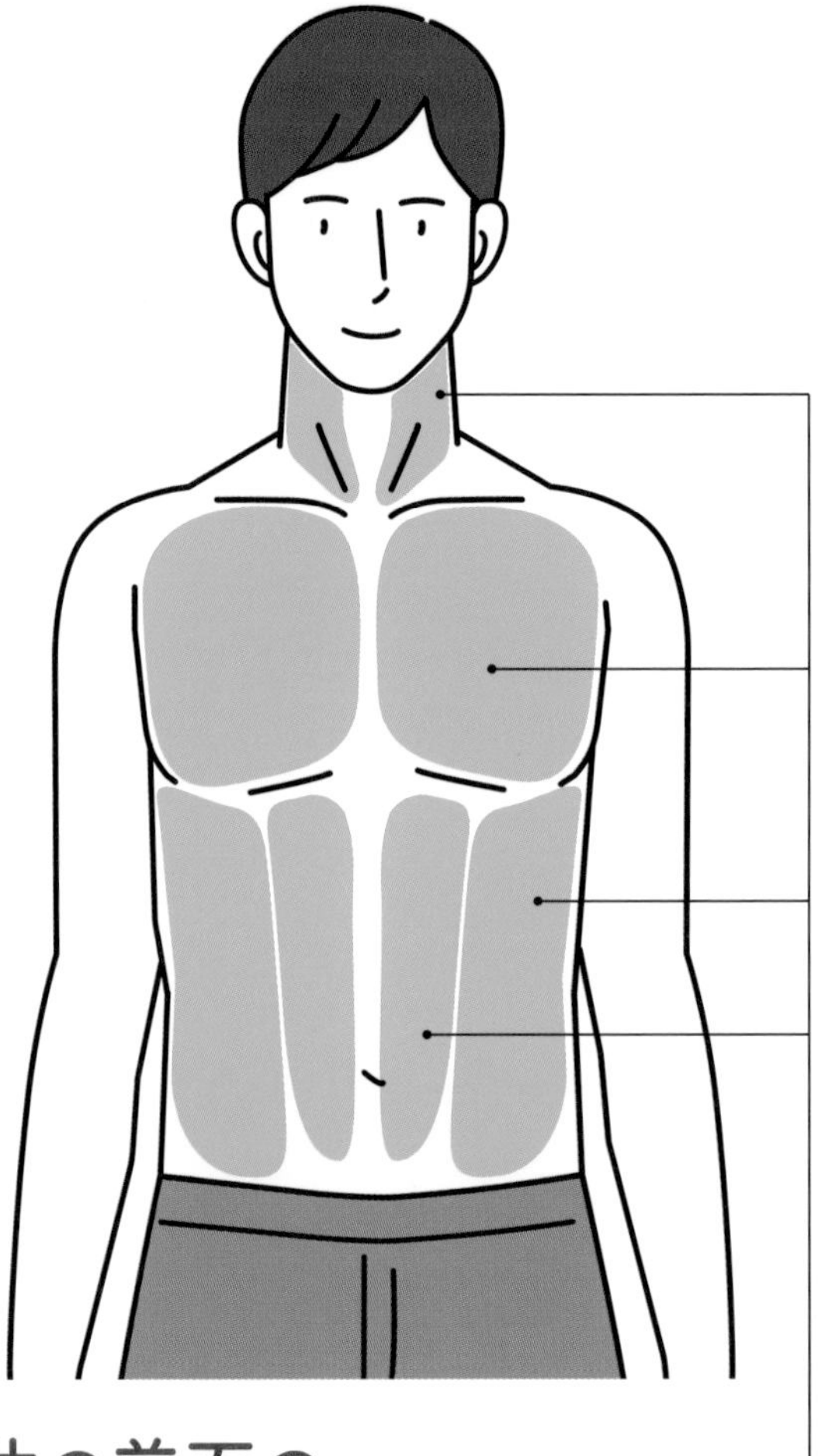

体の前面の筋肉を伸ばす

姿勢の悪さから首が前に傾くと、首の両側にある「胸鎖乳突筋」に数十キロの負荷がかかる。また、前傾姿勢は胸やおなかの筋肉も縮めてしまう。首、胸、腹という一連の体の全面に並ぶ筋肉を同時に伸ばすことで、上体がしっかりと起きた姿勢を保てるようにしよう。

首こりは姿勢の悪さが大きな原因。肩こりと同様に、前かがみの姿勢から胸が縮んで猫背になり、首が前に倒れることで、首を支える筋肉や関節に過度な負担をかけています。成人の頭の重さは5〜7キロといわれており、本来は体全体の骨格でバランスよくこの重さを支えています。そのバランスが崩れ、細くて繊細な首の筋肉と骨格だけでボーリング球ほどの重さを支えることで、首を痛めてしまうというわけです。

まずは、**縮こまった体の前面の筋肉をしっかり伸ばすことが大切**。特に意識したいのが、首が垂れ下がることで過度な負担をかけている、首の両側の筋肉。側頭部から鎖骨にかけて走る「胸《きょう》鎖《さ》乳《にゅう》突《とっ》筋《きん》」です。その下には多数のリンパが隠れているので、しっかり伸ばすことでリンパの流れもよくなって、不快感や疲労感も解消します。

胸鎖乳突筋は、鎖骨の一番内側にある「胸鎖関節」に付着しています。胸鎖関節は腕を上げるために働く関節ですから、腕を上げるストレッチを行うことで、胸鎖乳突筋に効果的に刺激が伝わります。この胸鎖乳突筋と、縮んでしまった胸とおなかも同時に伸ばす効果のある瞬トレを次からご紹介しましょう。体の前面の縮みがなくなれば、背筋もすっと伸びて頭が本来あるべき位置に戻り、首のこりも解消されます。

縮んだ 体の前面の筋肉を伸ばす

用意するもの
椅子

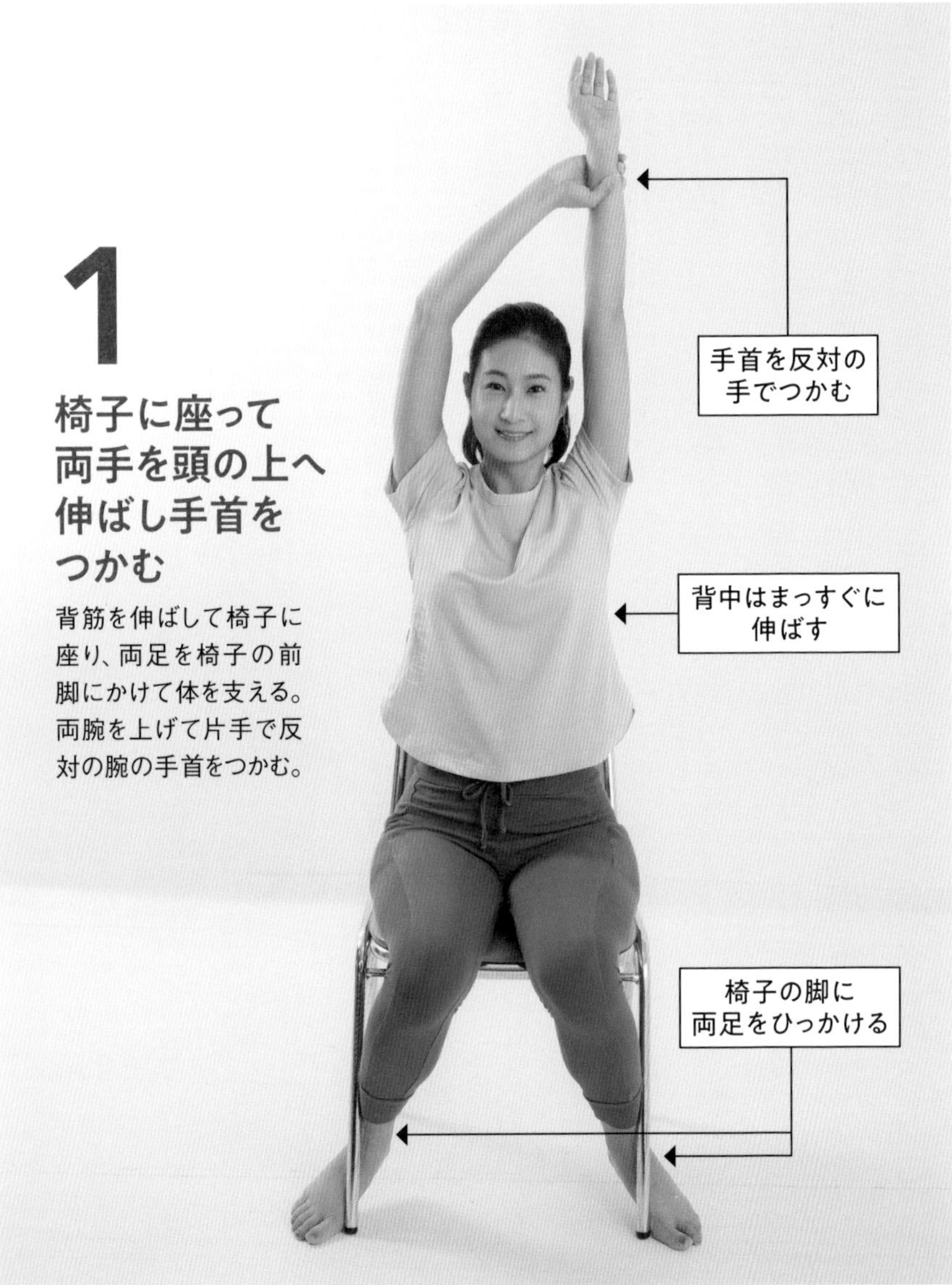
手首を反対の手でつかむ
背中はまっすぐに伸ばす
椅子の脚に両足をひっかける

1

椅子に座って両手を頭の上へ伸ばし手首をつかむ

背筋を伸ばして椅子に座り、両足を椅子の前脚にかけて体を支える。両腕を上げて片手で反対の腕の手首をつかむ。

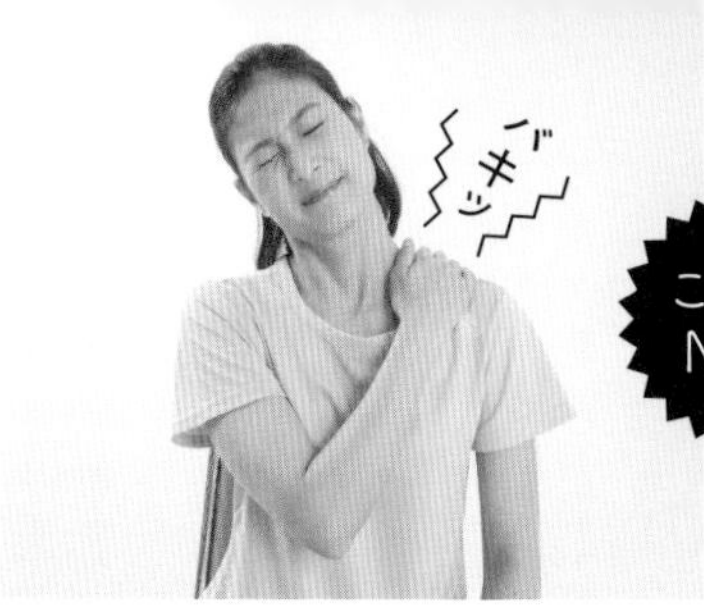
バキッ
これはNG!

首や肩がこったときに無理に倒して「バキッ」と鳴らすのは、実はNG。重要な血管や神経、精密な関節が集合しているデリケートな首を、無理に傾けたり動かしたりすることで、それらを傷つけたり位置がずれたり炎症を起こしたりする可能性があります。首を鳴らすと一瞬楽になったような気がしますが、やらないほうが賢明です。

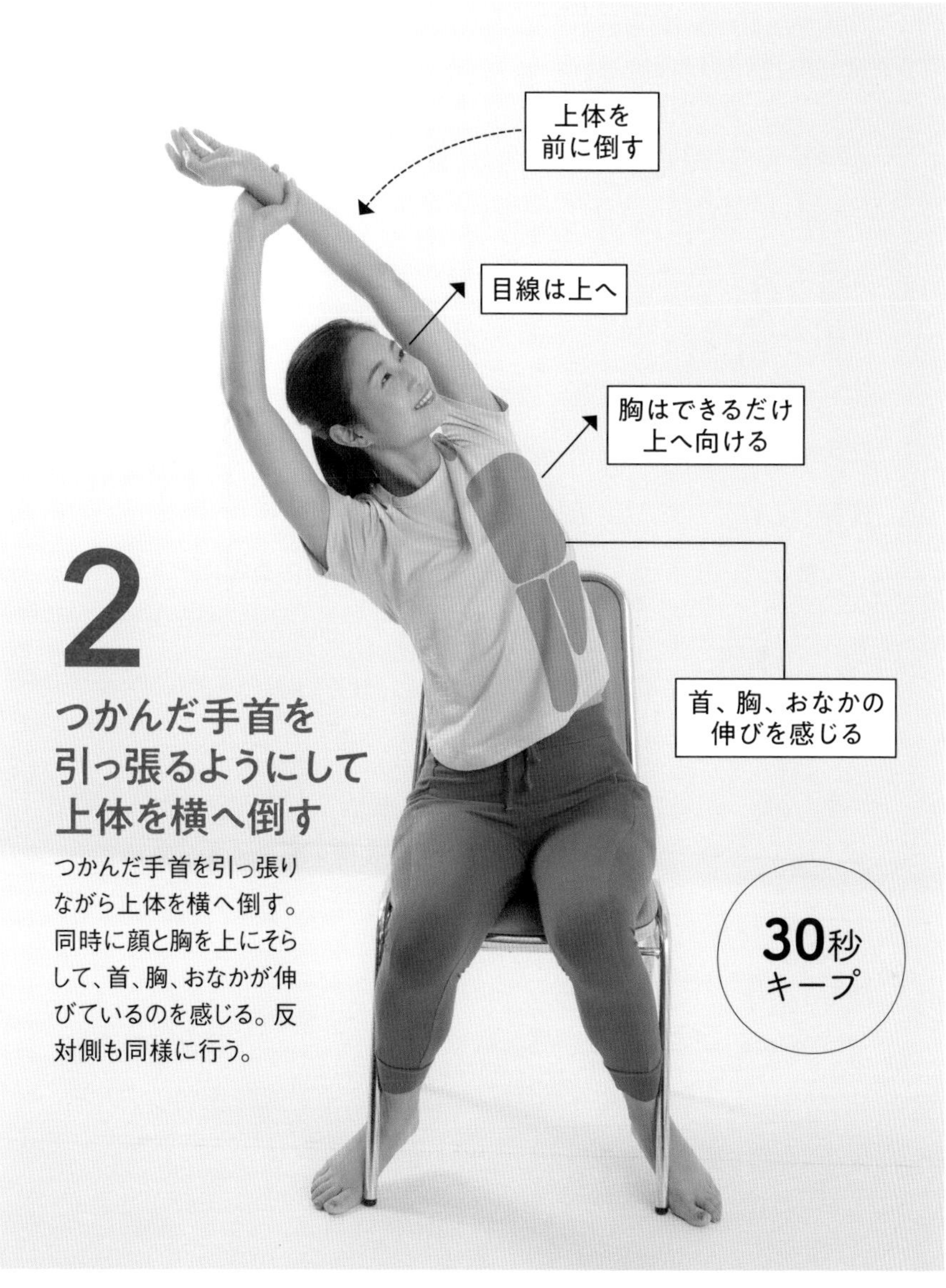
上体を
前に倒す
目線は上へ
胸はできるだけ
上へ向ける
首、胸、おなかの
伸びを感じる
30秒
キープ

2

つかんだ手首を引っ張るようにして上体を横へ倒す

つかんだ手首を引っ張りながら上体を横へ倒す。同時に顔と胸を上にそらして、首、胸、おなかが伸びているのを感じる。反対側も同様に行う。

コラム 1

痛みとこりの出ない姿勢とは？

肩や首のこりは、姿勢が大きく影響するというお話をこれまでにしてきました。筋肉や骨格に負担がない、痛みが出にくい姿勢というのは、14ページでお伝えしたような、横から見たときに耳と肩とくるぶしがほぼ一直線上に並んでいるかどうか？　が目安になります。このバランスがとれていれば、重い頭も全身の骨格でしっかり支えられている状態になり、骨盤もきちんと立っていて、ひざが伸びている健全な姿勢がとれていることになります。

ただし、どんなに良い姿勢も、長時間動かずにいるのはおすすめしません。それは、座っていても、立っていても、同じです。同じ姿勢をし続けることは、同じ筋肉を使い続けることになるため、どんどん硬くなって、その柔軟性が失われてしまうからです。

また、同じ姿勢を維持し続けることは、血流にもよくありません。筋肉は動くことで、はじめて血液のポンプ役として機能を果たすからです。じっとしていては筋肉が使われないままになるため、血行が極端に悪くなってしまうのです。

少なくとも、1時間に一度は歩いたり、屈伸をしたり、体を動かすことを必須にしてください。それが筋肉や関節の柔軟性を維持して痛みやこりを起こさない体づくりにつながります。

第2章

腰痛に効く瞬トレ

繰り返す腰痛に悩まされている人は少なくありません。ここでは、日常的に習慣にしてもらうことで、腰痛が起こることを予防できる瞬トレをご紹介します。痛みが出る前の「なんか違和感がある……」ときの、早めのケアとしておすすめです。

腰痛に効かせるポイント

ターゲットはココ!

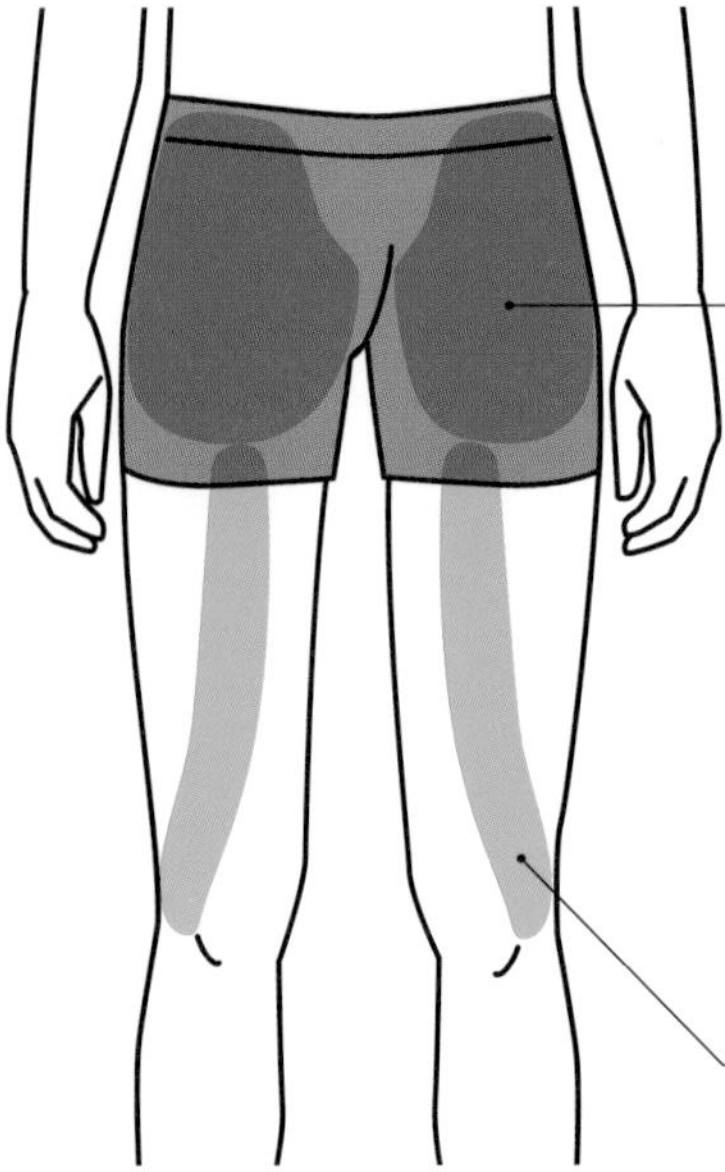

1 おしりを伸ばす

腰痛持ちは、おしりの上部にある「中殿筋」がカチカチになっていることがほとんど。中殿筋は股関節の動きや骨盤を安定させることに関与しているため、腰痛の発生と大きく関わっている可能性が大。その柔軟性を取り戻すことは必須。

2 もも裏を伸ばす

おしりの下からひざ下までを覆う筋肉群である「ハムストリングス」が硬くなると、付着している骨盤の動きを阻害し、それが腰に負担をかけることにつながる。

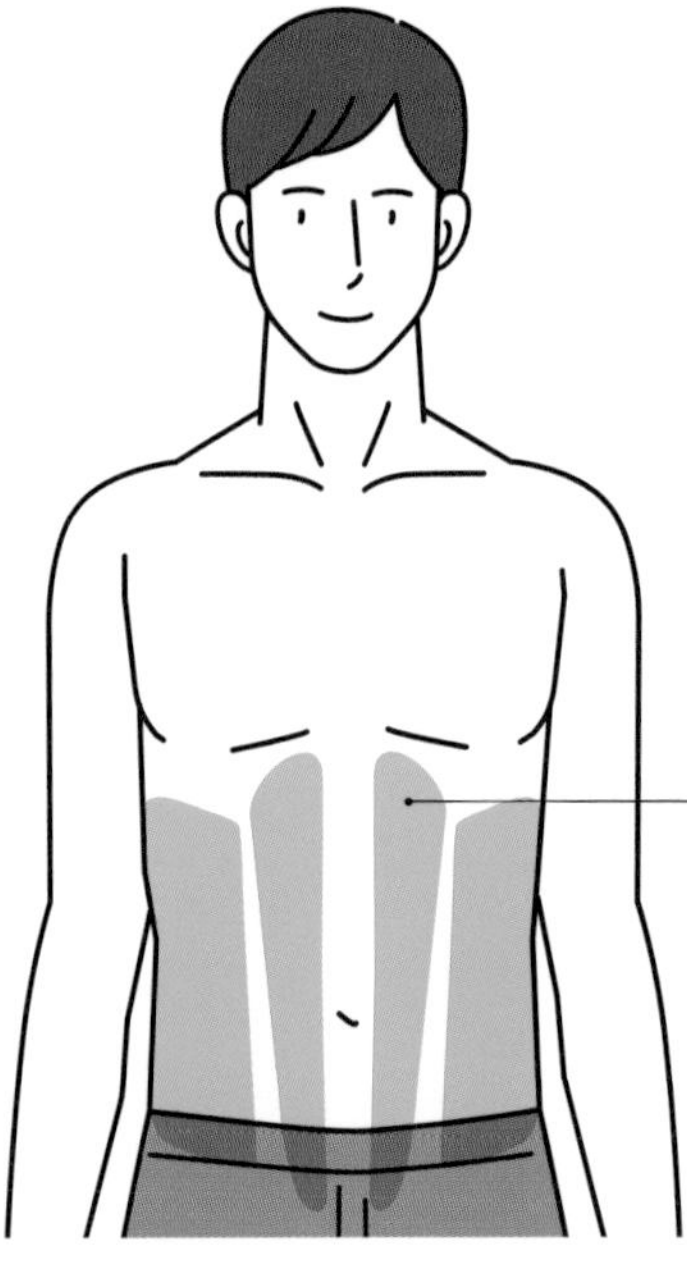

3 おなかを伸ばす

腹筋は、腰を支え、内臓を保持する天然のコルセット。衰えると腰を支える力を失い、内臓が下垂してしまう。しっかり伸ばして目覚めさせよう。

腰痛は国民病ともいえるほど患者数が多く、繰り返しぶり返すことで、動くことが怖くなって心身症にまでなってしまうケースも少なくありません。

腰痛の原因も、これまでにお伝えしてきた通り、筋肉の衰えからはじまります。**おしりにある「中殿筋」が硬くなって股関節の可動域が悪くなったり、太ももの裏の「ハムストリングス」が硬くなって骨盤の動きを阻害したり、腹横筋がゆるんで背骨のサポートができなくなったり。**これらのどれかが加速したり、全部が複合的な原因となって、背骨から腰回りの骨格に負担がかかるようになり、軟骨をすり減らしたり、神経を圧迫して辛い痛みが起こります。その都度、炎症を抑える治療を行ったとしても、筋肉のサポートがないままなので、またすぐに腰痛が起きてしまうのです。

炎症がなくなって動けるようになったら、次からご紹介する瞬トレを行って、筋肉の柔軟性を取り戻すことが、再発予防の第一歩です。ただし、痛みがあるうちはくれぐれも控えてください。まずは炎症をなくし、動けるようになってから、痛みが出ない範囲で少しずつ行いましょう。

1

用意するもの
マット

縮んだおしりを伸ばす

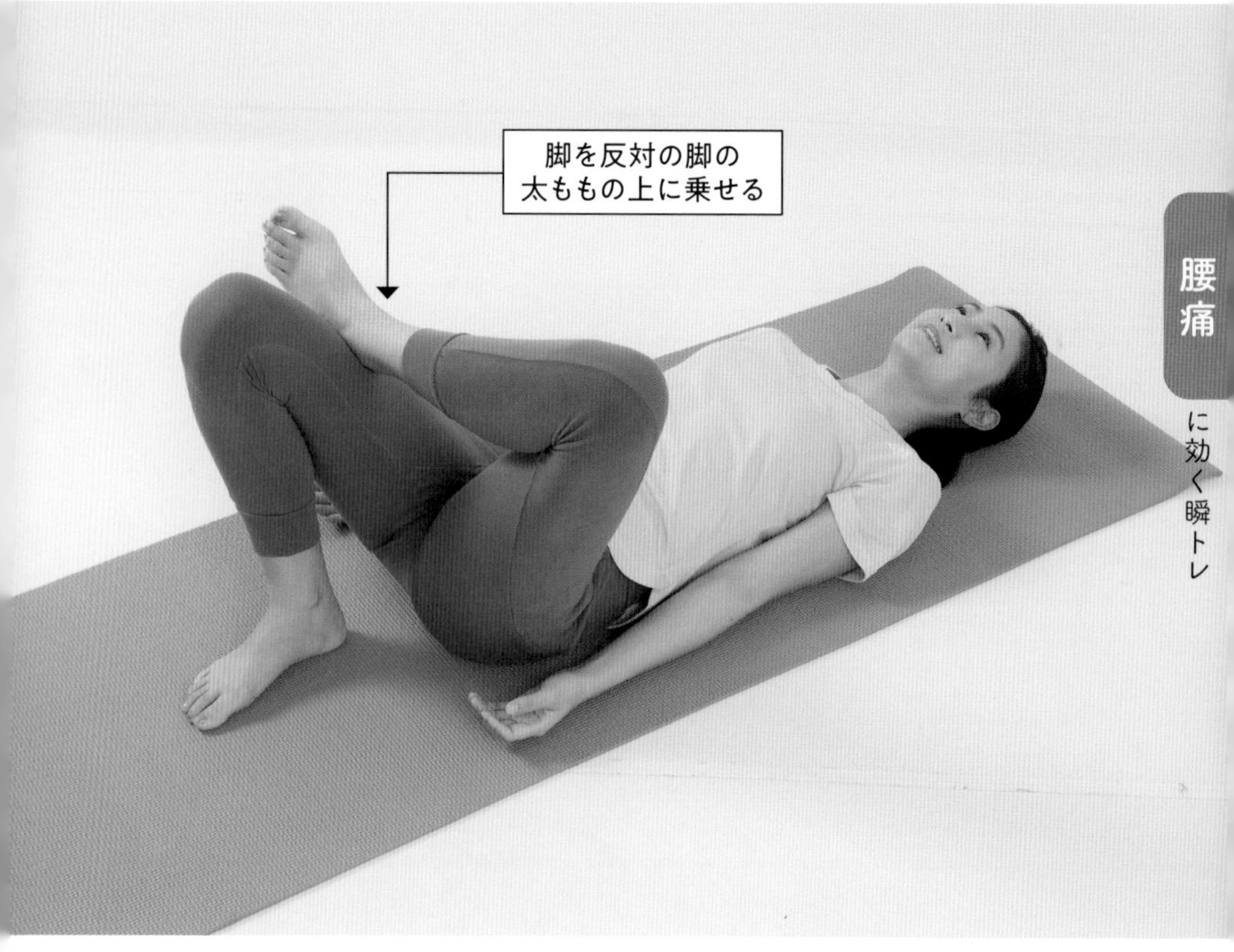
脚を反対の脚の
太ももの上に乗せる

1

あおむけでひざを立て太ももに足を乗せる

あおむけになりひざを立て、片足を
反対の脚の太ももの上に乗せる。

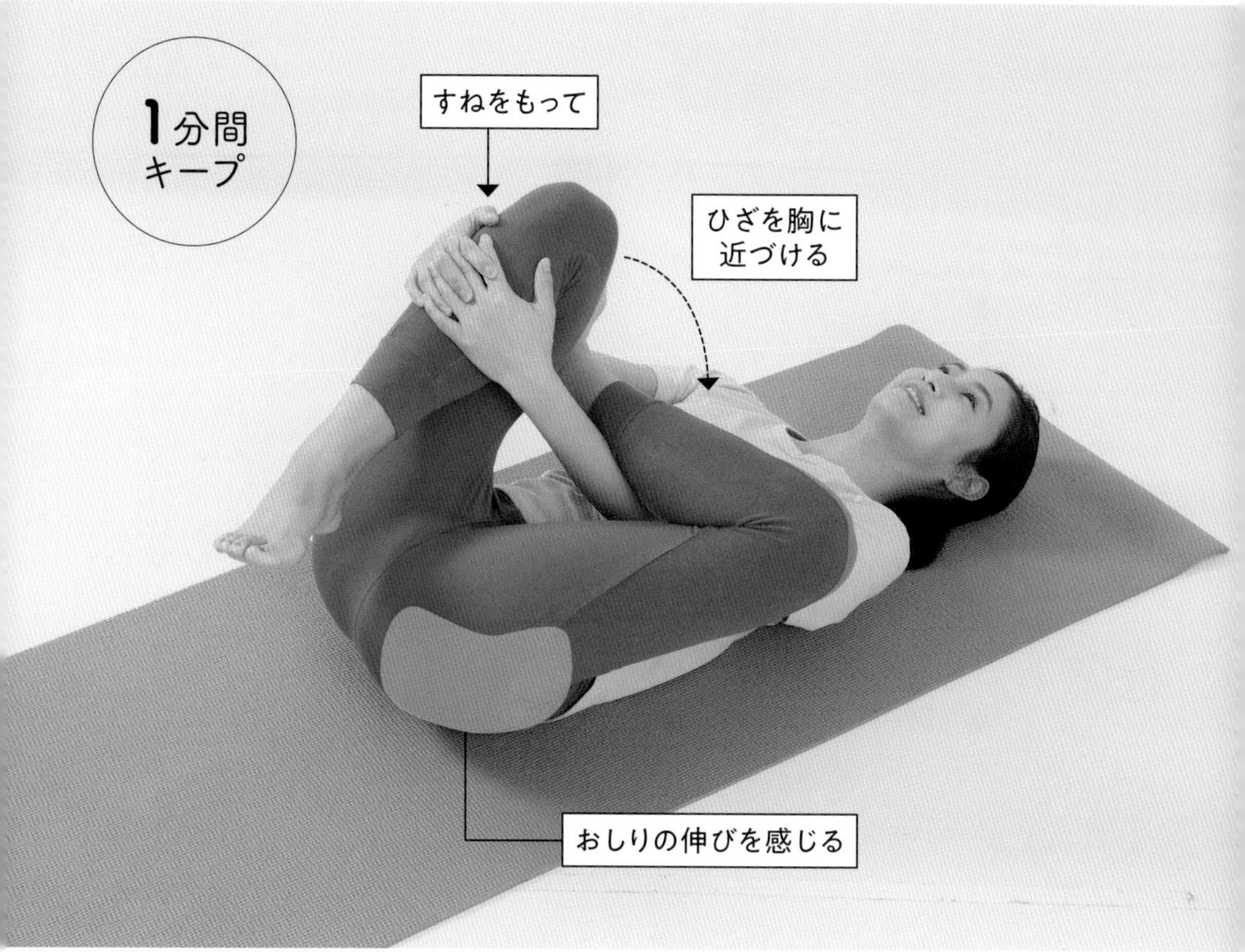
1分間
キープ
すねをもって
ひざを胸に
近づける
おしりの伸びを感じる

2

片足のすねを両手で抱えて胸に引き寄せる

ひざを立てたほうの脚のすねを両足で持ち、ひざを胸へできるだけ近づけるように引き寄せてキープ。太ももに乗せた脚のほうのおしりの伸びを意識して。反対側も同様に行う。

2

用意するもの
ゴムチューブ／マット

縮んだもも裏を伸ばす

1

あおむけになって片足裏にチューブをひっかける

あおむけになって片足はまっすぐ伸ばして下ろし、反対側の脚は足の裏にゴムチューブをひっかける。両手でゴムチューブをたるみが出ないように持ってわきを締める。

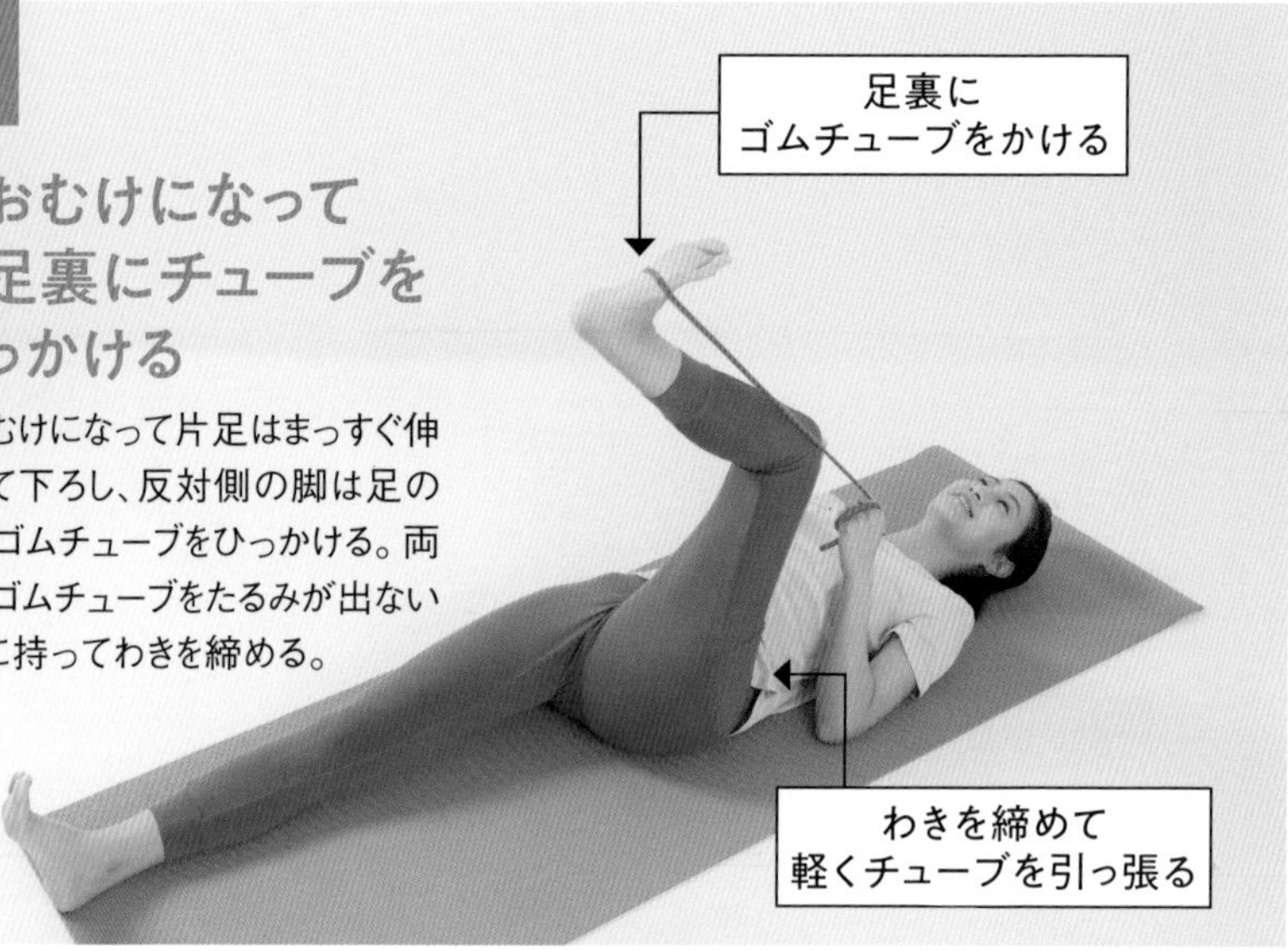
足裏に
ゴムチューブをかける
わきを締めて
軽くチューブを引っ張る

2

かかとを真上へ突き上げるようにひざを伸ばす

ゴムチューブをしっかり持ったまま、ひざを伸ばしてかかとを天井に向けて突き上げる。

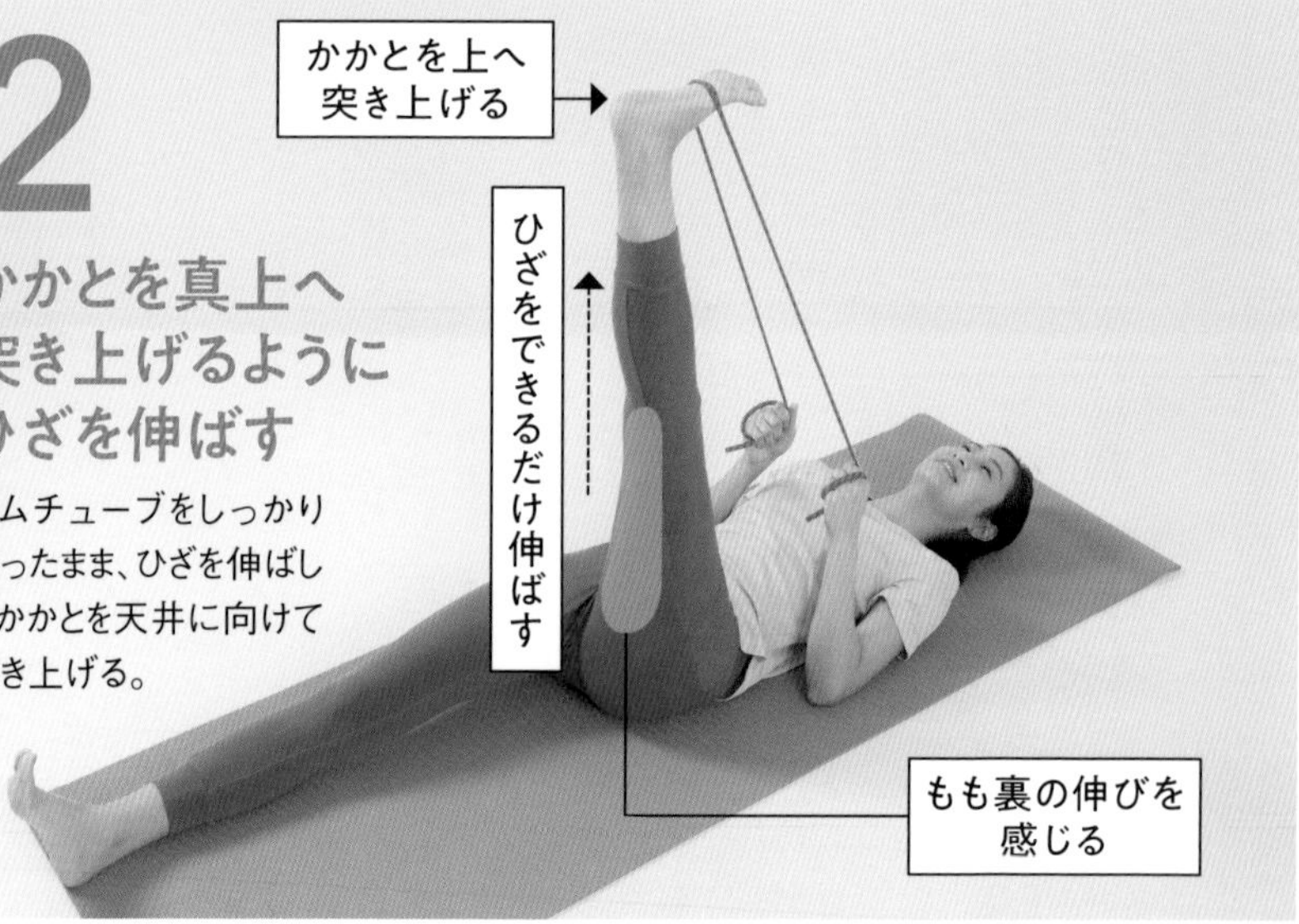
かかとを上へ
突き上げる
ひざをできるだけ伸ばす
もも裏の伸びを
感じる

3

ひざを曲げて

突き上げたかかとを下ろし、ひざをしっかり深く曲げる。

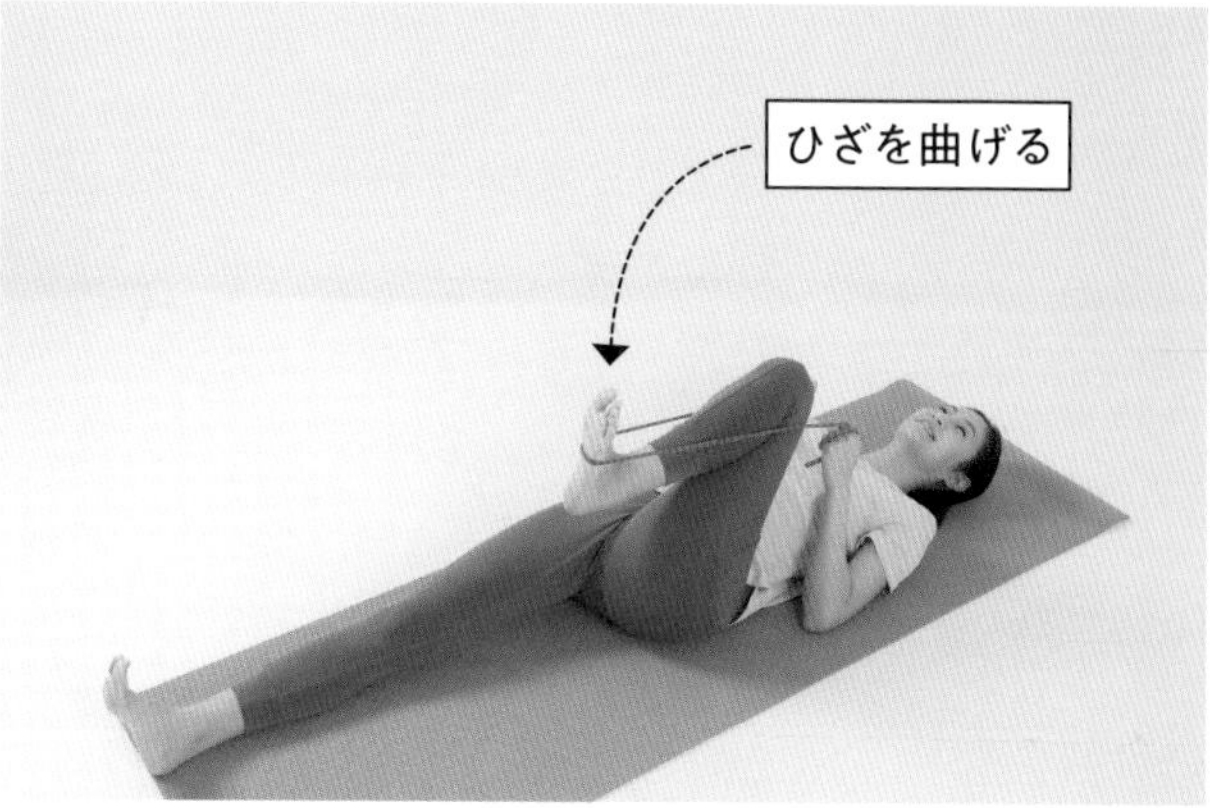
ひざを曲げる

4

ひざを伸ばして

もう一度、ひざを伸ばしてかかとを天井へ向けて突き上げる。

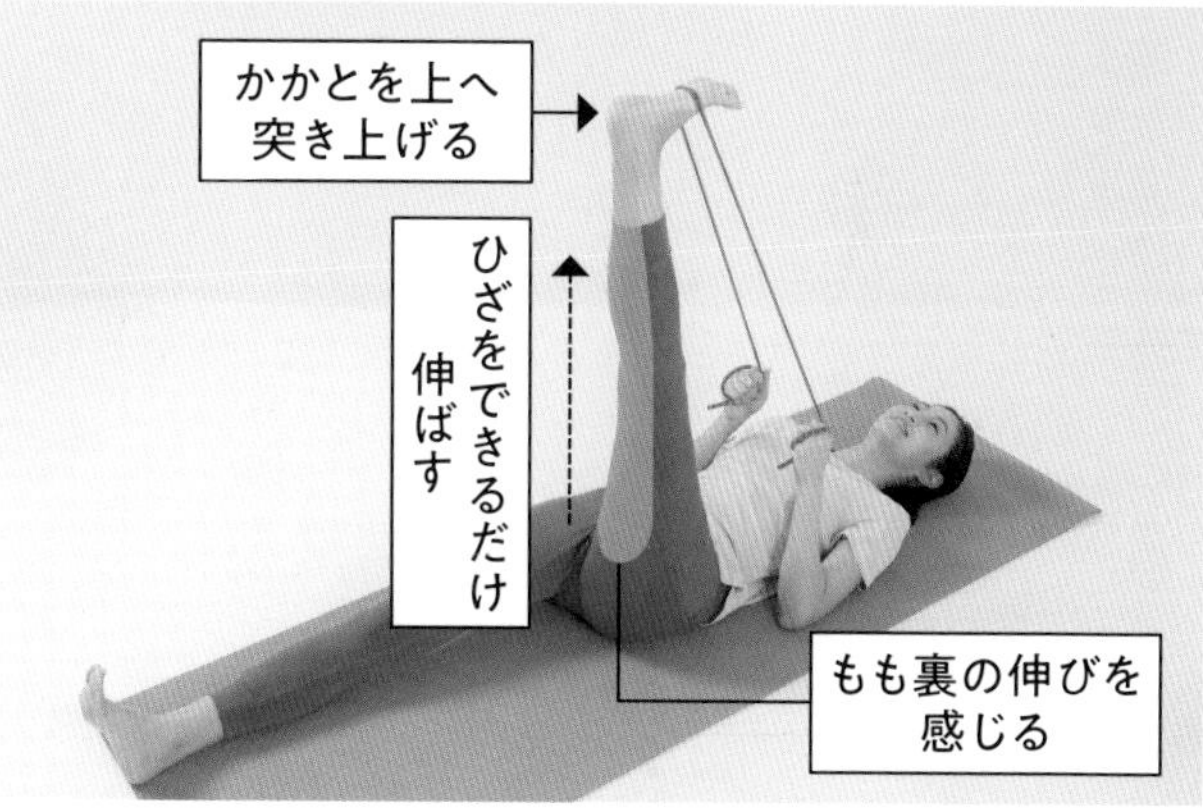
かかとを上へ突き上げる
ひざをできるだけ伸ばす
もも裏の伸びを感じる

5

脚を伸ばしたまま内側に倒す

4で伸ばした脚をそのまま内側へゆっくりと倒す。ひざは曲げないで、肩が浮かないように注意! ももの裏側とおしりの伸びを意識して。**1**～**5**を10回繰り返す。反対側も同様に行う。

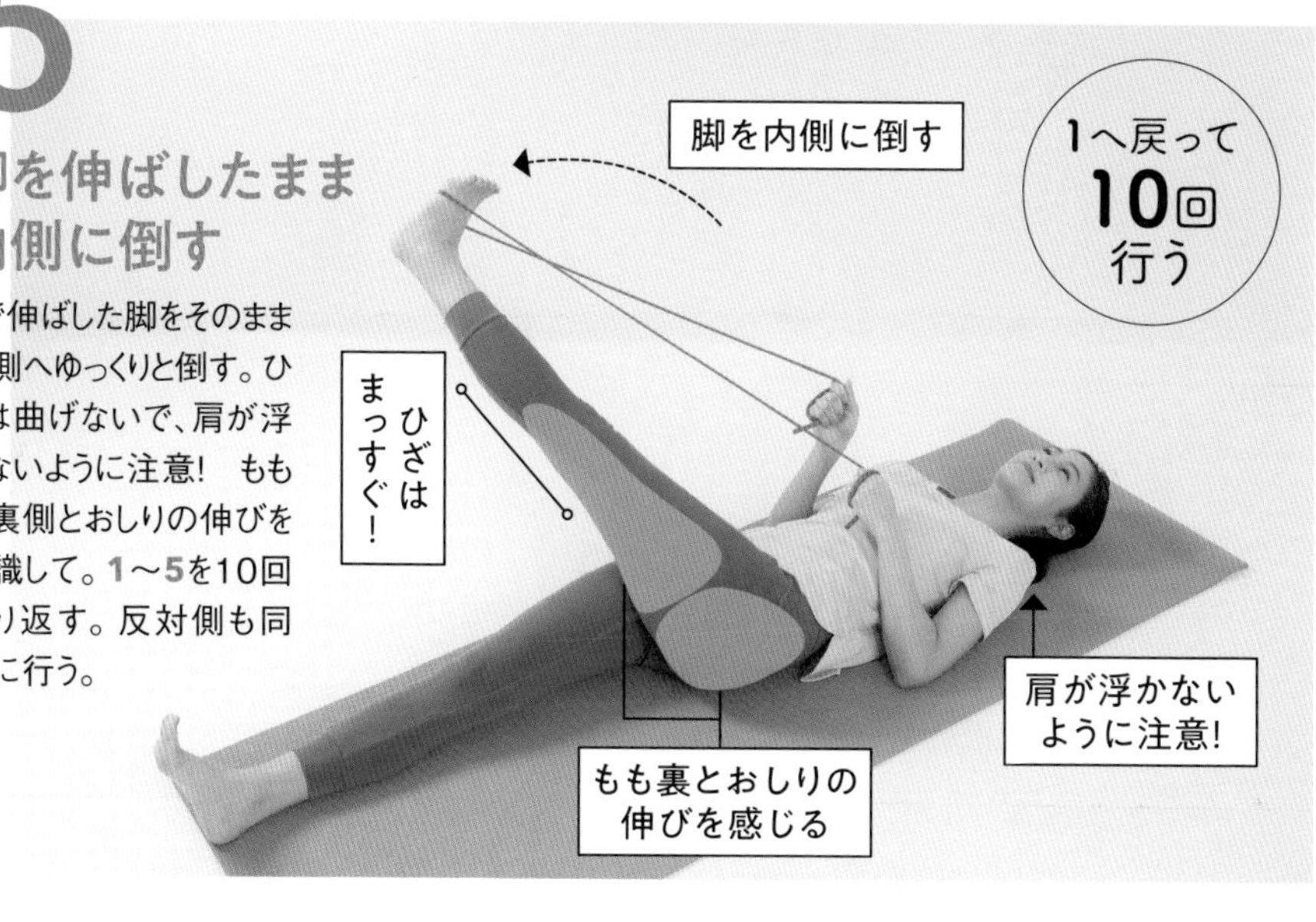
脚を内側に倒す
1へ戻って10回行う
ひざはまっすぐ!
肩が浮かないように注意!
もも裏とおしりの伸びを感じる

3

用意するもの
マット

縮んだおなかを伸ばす

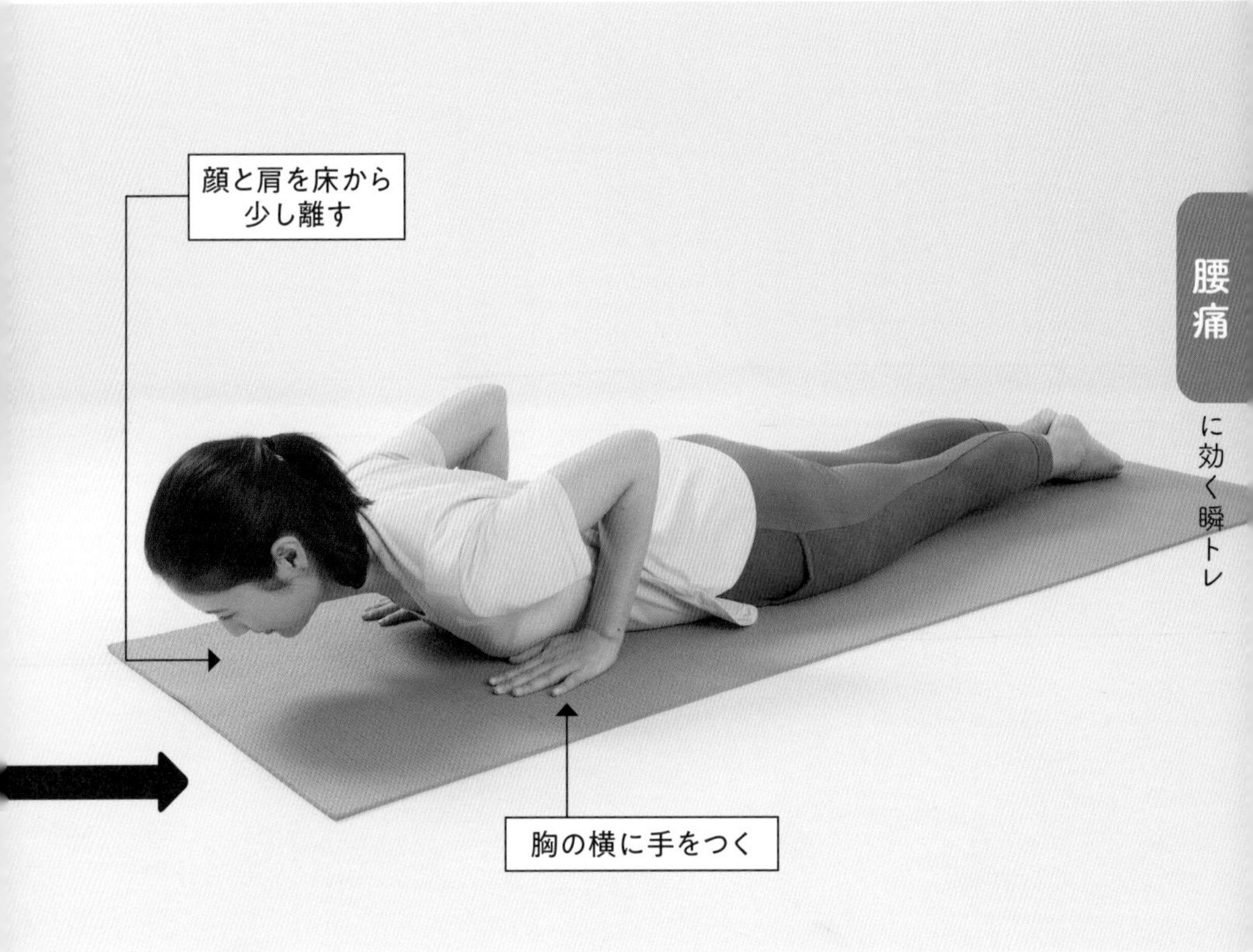
顔と肩を床から
少し離す
胸の横に手をつく

1

うつぶせになって
両手を胸の横に置く

うつぶせになって両手を胸の横につき、顔と肩を床から少し離す。

体の前と後ろの筋肉は連動しているため、常に猫背の体勢でいると、背中の筋肉は常に張りっぱなし、おなかはゆるみっぱなしになってしまいます。背筋をスッと伸ばした姿勢を日常にすることで、常に背中とおなかをバランスよく使えるようになります。

これはNG!

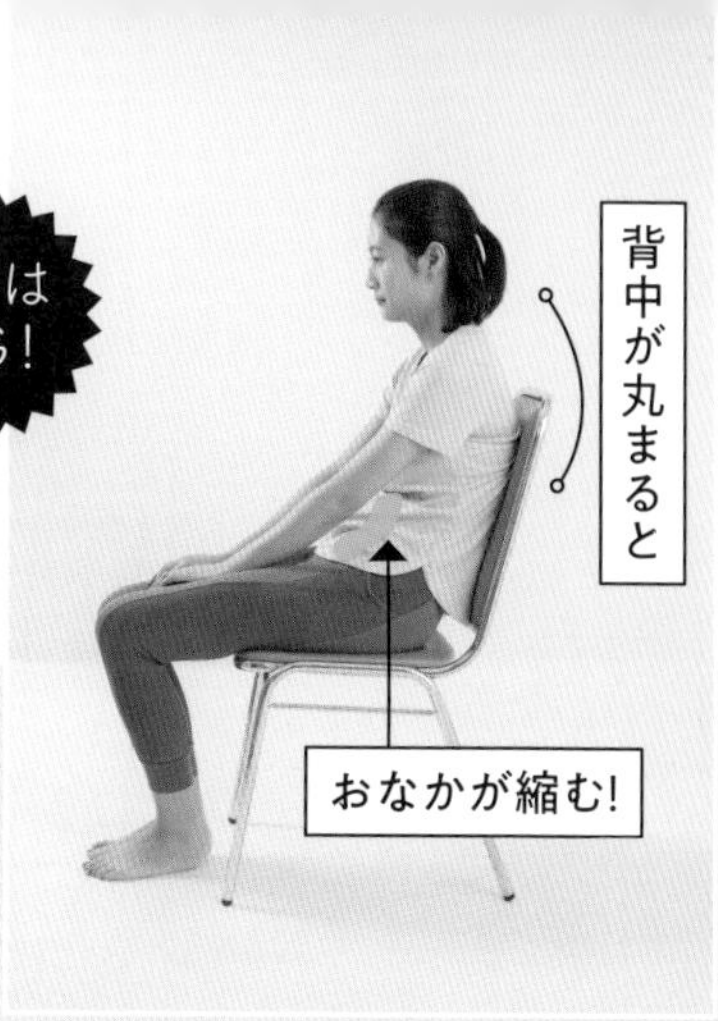
背中が丸まると
おなかが縮む!

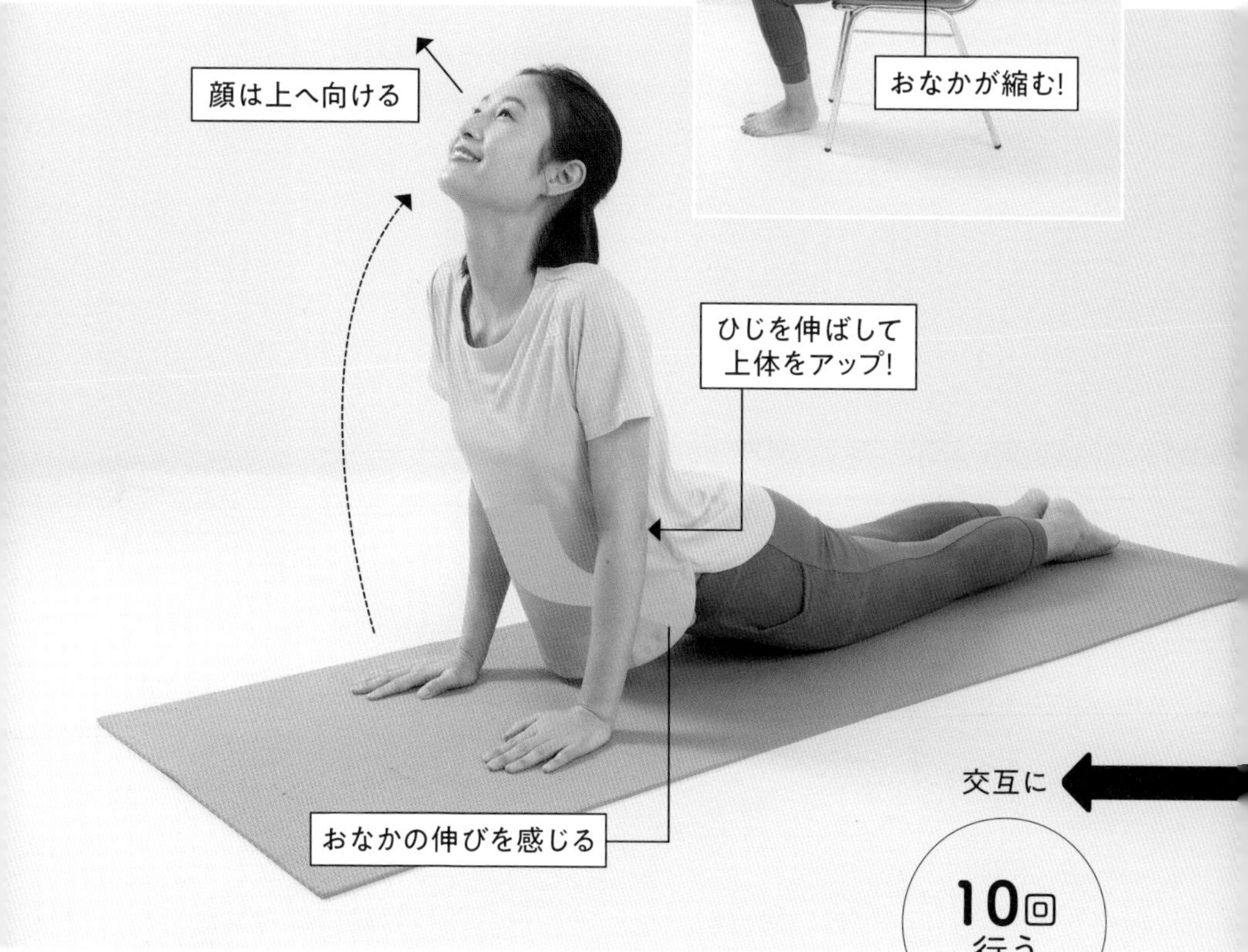
顔は上へ向ける
ひじを伸ばして
上体をアップ!
おなかの伸びを感じる

交互に

10回
行う

2

ひじを伸ばして上体を起こす

ひじをゆっくりと伸ばしながら上体を反らす。
顔は上へ向け、おなかの伸びを意識する。
1〜**2**を10回繰り返す。

ぎっくり腰に効かせるポイント

ターゲットはココ!

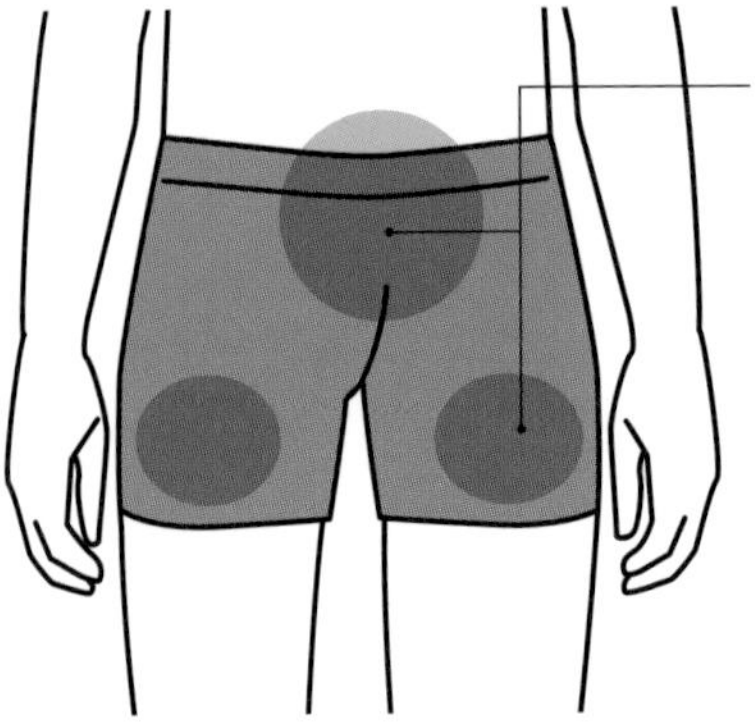

股関節周りをゆるめる

座りっぱなしの姿勢で脚の付け根にある股関節が硬直化すると、それを支える筋肉や大きな靭帯も硬くなって体の安定性が脅かされることに。ぎっくり腰はその最大のサイン。柔軟性を取り戻して予防しよう。

突然起こる強烈な「腰の捻挫」とも言われるぎっくり腰を繰り返す人の体を見ると、**股関節周りの筋肉と関節が硬直している**ことがほとんど。長時間のデスクワークで常に股関節周りを動かさないことで硬直化し、さらに腰の椎間関節や筋肉、筋膜などに常に荷重がかかり続けることが、発端となっています。

ぎっくり腰予防におすすめなのが、左ページの股関節周りをゆるめる体操。大きく開脚することで股関節周りを開放し、左右にスライドさせる動きで仙骨をゆるめる効果が期待できます。慣れたら椅子のサポートなしで行うとより効果的です。

用意するもの
椅子

股関節周りをゆるめる

1

椅子に浅く腰掛け脚を180度広げる

背筋を伸ばして椅子に浅く腰掛け、できるだけ開脚してつま先を外側へ向ける。両手は腰にセット。

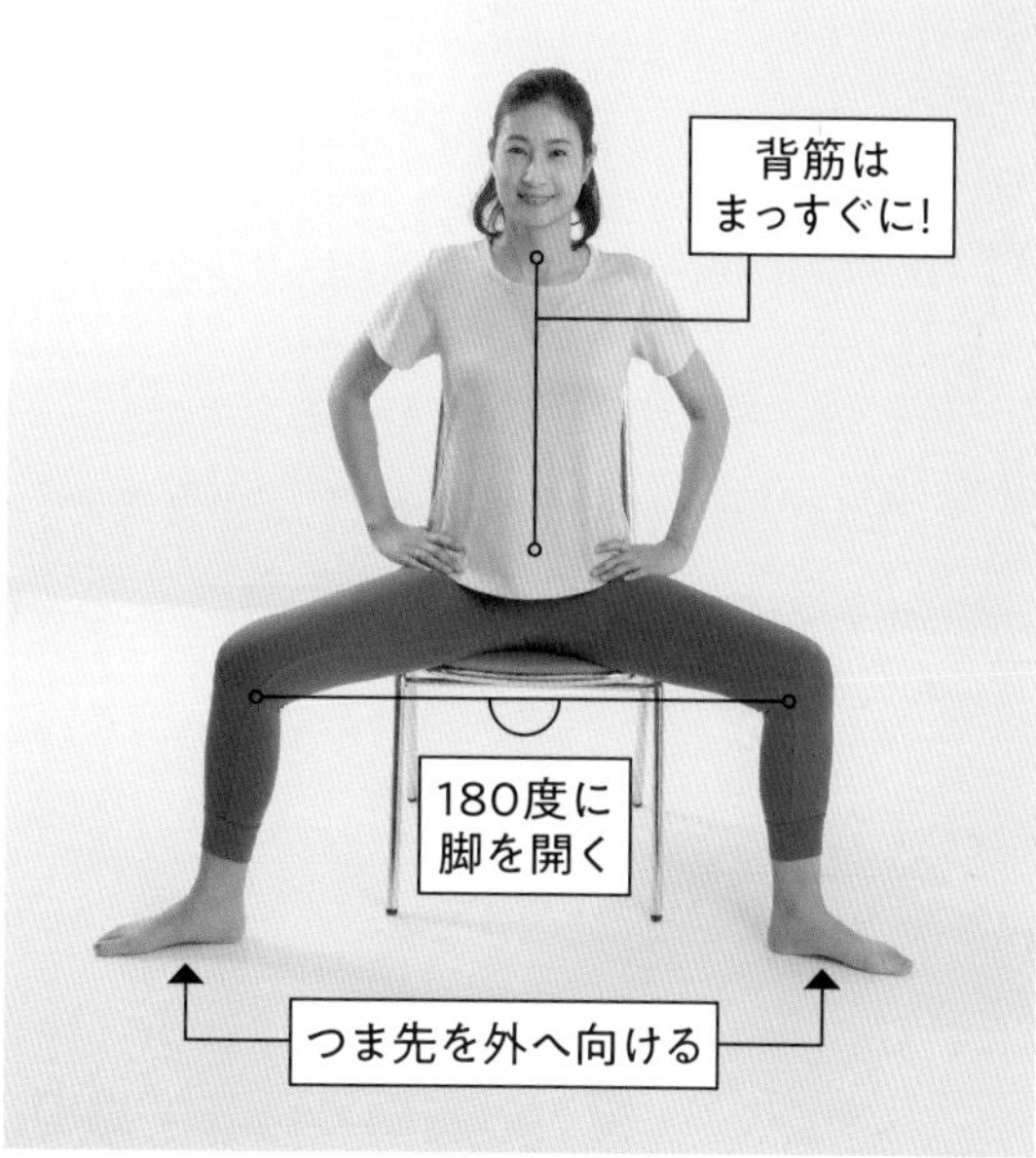

背筋は
まっすぐに!
180度に
脚を開く
つま先を外へ向ける

2

腰を浮かせて左右に体をスライドさせる

1の姿勢をキープしたまま、少しだけ腰を浮かせて左右に体をスライドさせる。最初は小さく、徐々に大きく動かそう。

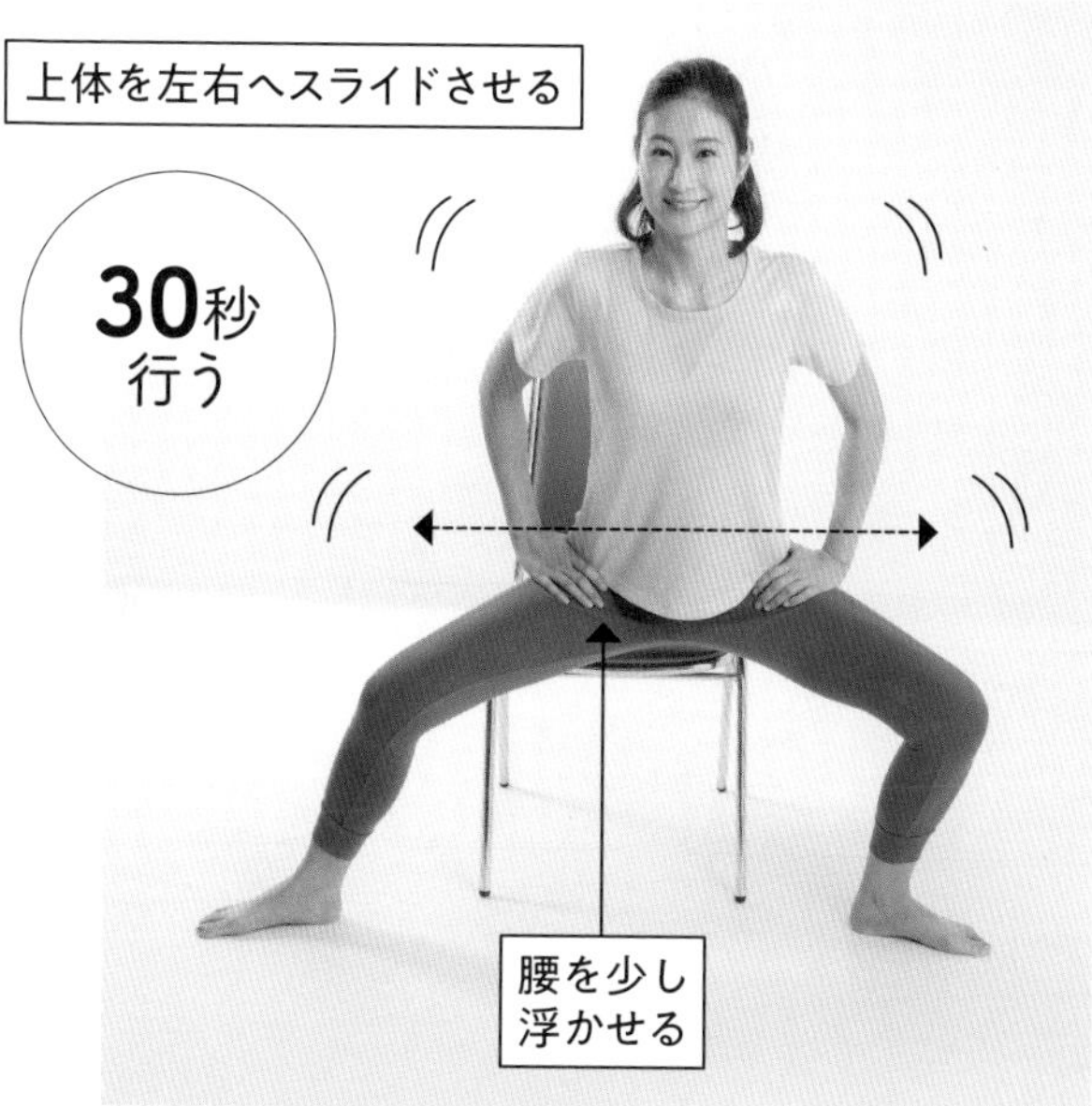

上体を左右へスライドさせる
30秒
行う
腰を少し
浮かせる

コラム 2

“びんぼうゆすり”で どんどん健康になる!?

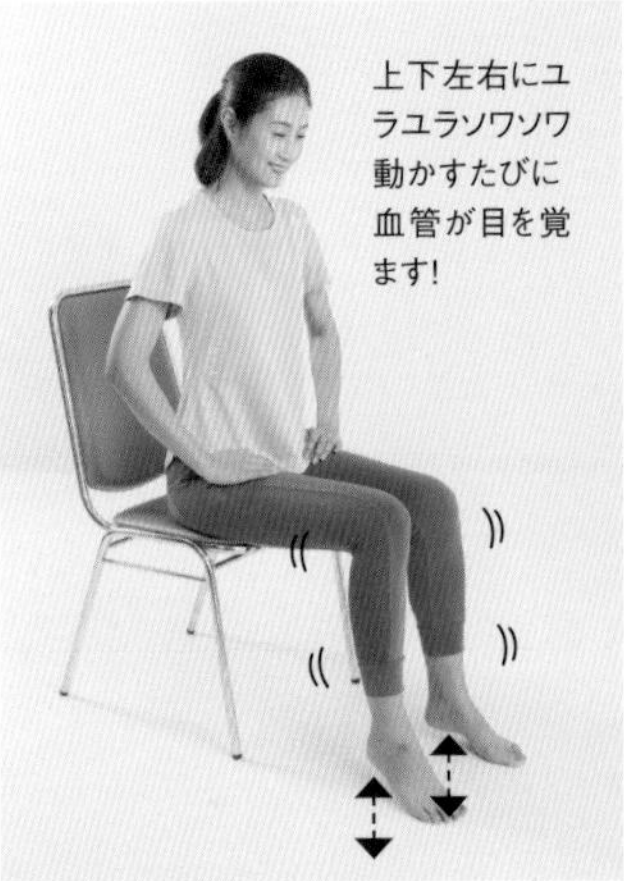
上下左右にユラユラソワソワ動かすたびに血管が目を覚ます!

痛みやこりをマッサージでもんでほぐしてもらうのは心地よいもの。しかし、中には強くもまれたために、毛細血管を傷つけて逆に筋肉が硬くなってしまっているケースが珍しくありません。体の故障を見る専門家としては、強くもんだり圧迫したりといったマッサージを受けることはおすすめしません。これまでお伝えしてきたように、自分で体を動かすケアをするほうが根本的な解決につながると考えています。

とはいえ「また痛くなるかもしれないから自分で体を動かすのが怖い」、もしくは「瞬トレはキツくて難しくてできない!」という方もいるかもしれませんね。そんな方には私はいつも「じゃあ、びんぼうゆすりはできますか?」と尋ねます。行儀が悪い印象があるびんぼうゆすりですが、小刻みに脚をソワソワと縦や横に動かすだけで、毛細血管を刺激するとても効果的な微細運動になります。運動に対してハードルが高く感じる方は、まずはびんぼうゆすりからはじめるといいでしょう。毛細血管が目覚めると筋肉も覚醒して、徐々に体を動かすことに抵抗がなくなるので、おすすめです。

第3章

四十肩・五十肩に効く瞬トレ

肩の関節周りの炎症の前兆は、慢性的な肩こり。つまり、原因となる筋肉は同じ胸、わき腹、背中。これらをまずは伸ばしてから、肩周りの細かい筋肉のケアをはじめていきましょう。

四十肩・五十肩に効かせるポイント

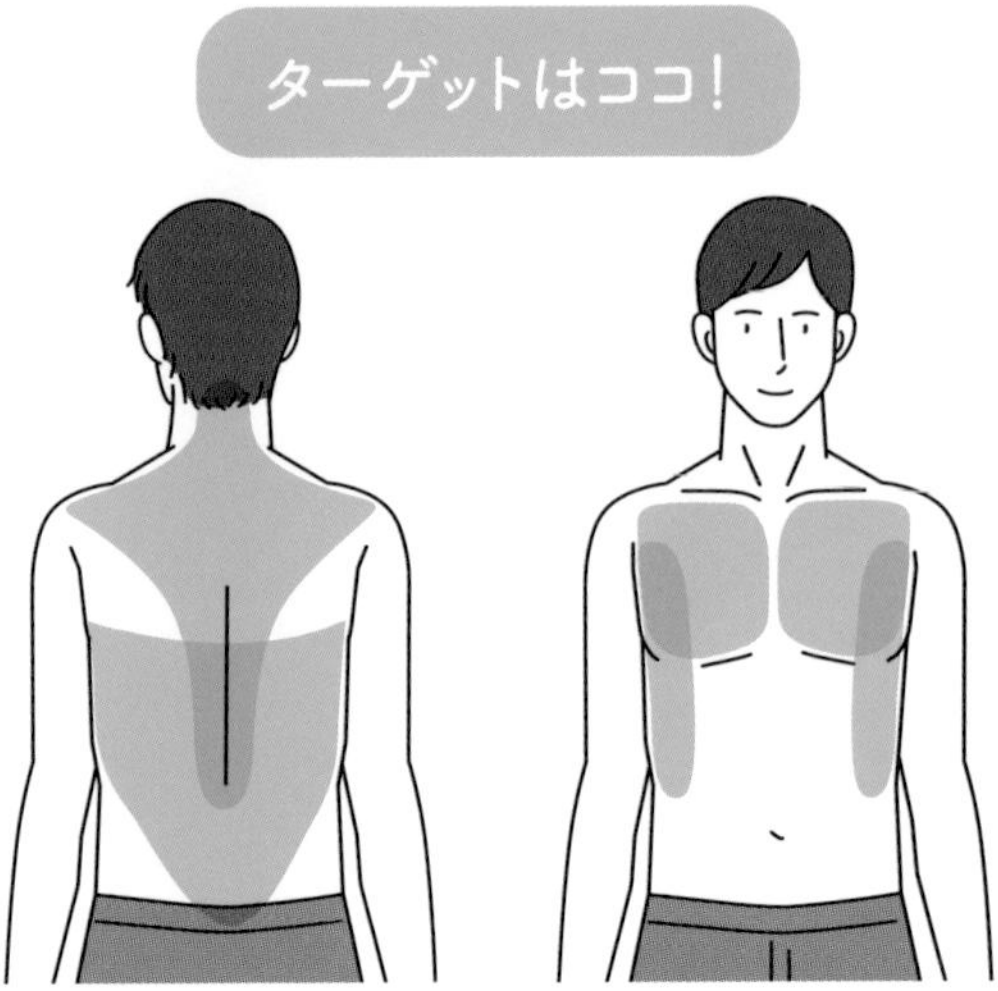

1 p26の肩こりと同じ筋肉を伸ばす＆締める

肩の痛みのターゲットになるのは、26ページで解説した肩こりの原因になっている筋肉と同じ。つまり、小胸筋と大胸筋の胸周りと、わき腹周りの肋間筋。これらの縮みが肩に負担をかけている。同様に伸び切った背中は締めていく。

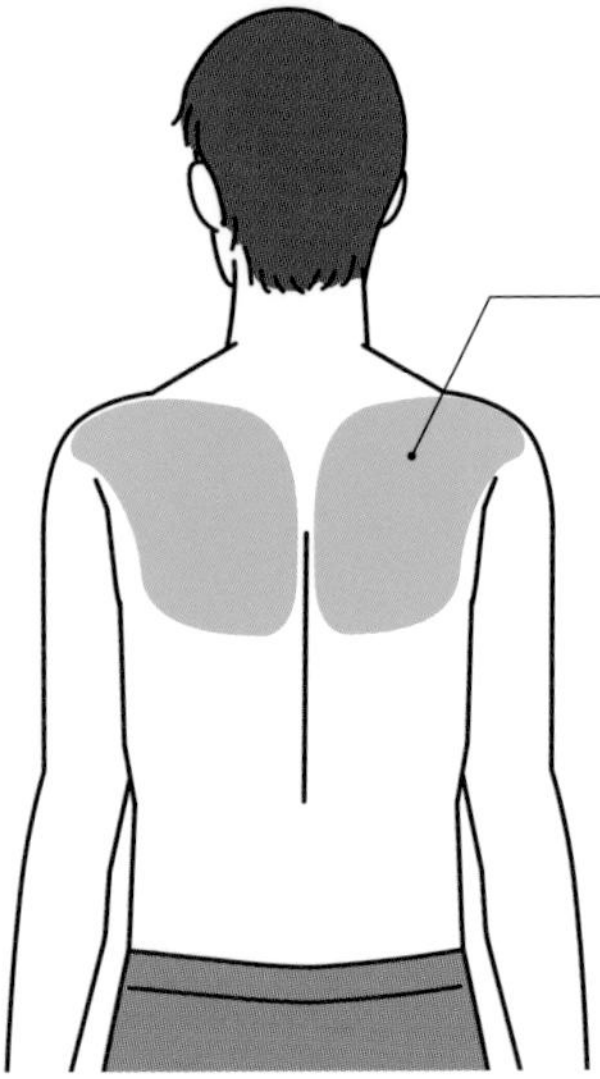

2 肩回りの筋肉を伸ばす

痛みが発生しているのは、肩の深層にある小さな筋肉の集合「ローテーターカフ」が硬くなっていることも原因。軽い負荷で動かしてゆるめよう。

四十肩、五十肩は、その名の通り、40代以降に起こりやすい肩関節周りの炎症です。肩に負荷をかけるのは、26ページの肩こりで解説した通り、縮んだ胸とわき腹が肩を引っ張り、負荷をかけるため。同時に、胸とわき腹が縮んでいるということは、背中は猫背で突っ張っているということです。そのため、**解決法は肩こりと同じく、縮んだ胸とわき腹の筋肉を伸ばし、背中周りの筋肉を引き締める、というもの**になります。

試しに、左手で右の胸からわき腹をしっかり押さえてから右腕を上げてみてください。非常に上げにくくなることが実感できて「胸とわき腹が縮むと腕が上がらなくなる」ということがよくわかると思います。この状態で無理やり腕を動かしているから、肩の筋肉や関節を痛めてしまうというわけです。

大きな筋肉をゆるめたら、肩の内側の小さな筋肉をゆるめるケアもプラスしていきます。**ターゲットは、肩の表面を覆う三角筋の内側にある「ローテーターカフ」という筋肉群**です。腕の上げ下げや回旋に関与しており、非常に損傷を受けやすい筋肉群といわれています。あくまで、炎症がおさまって痛みがなくなってからのケアとして行ってください。

用意するもの
壁

1 p26の肩こりと同じ筋肉を伸ばす&締める

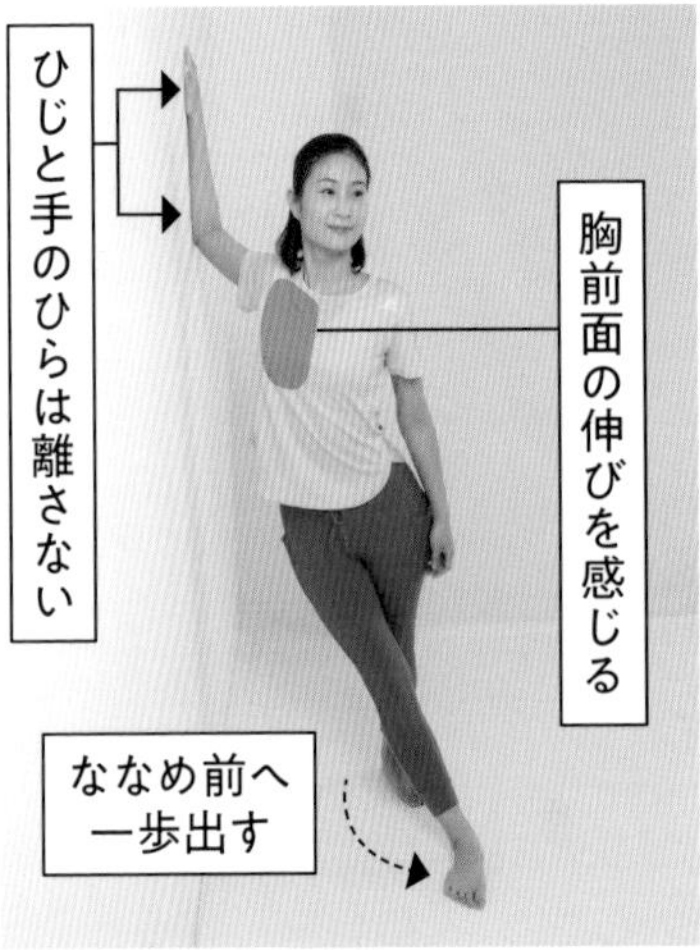
ひじと手のひらは離さない
胸前面の伸びを感じる
ななめ前へ一歩出す

1 胸を伸ばす（p28）

2 わき腹を伸ばす（p30）

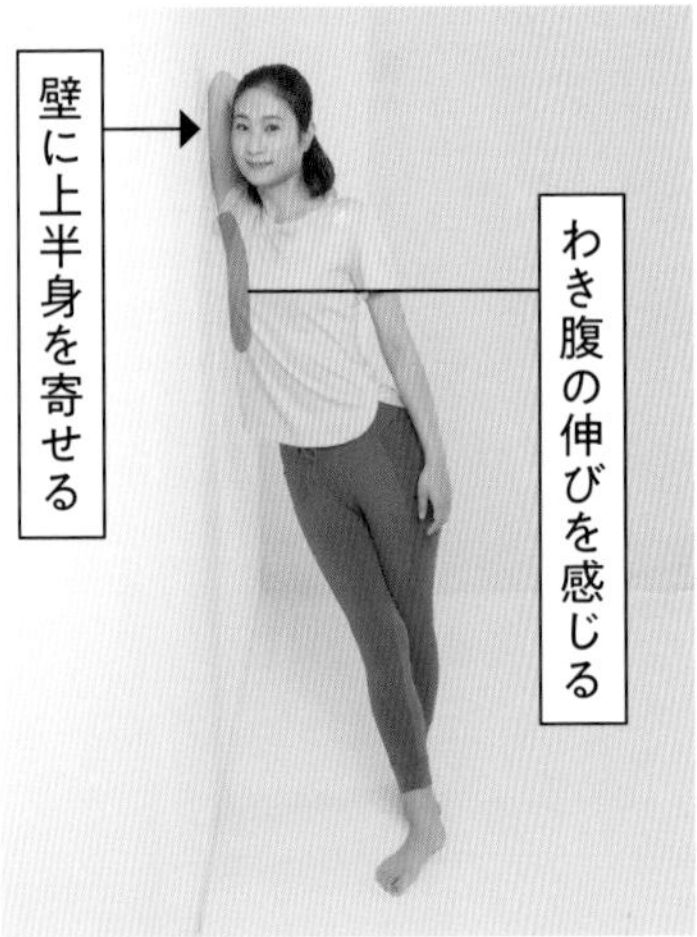
壁に上半身を寄せる
わき腹の伸びを感じる

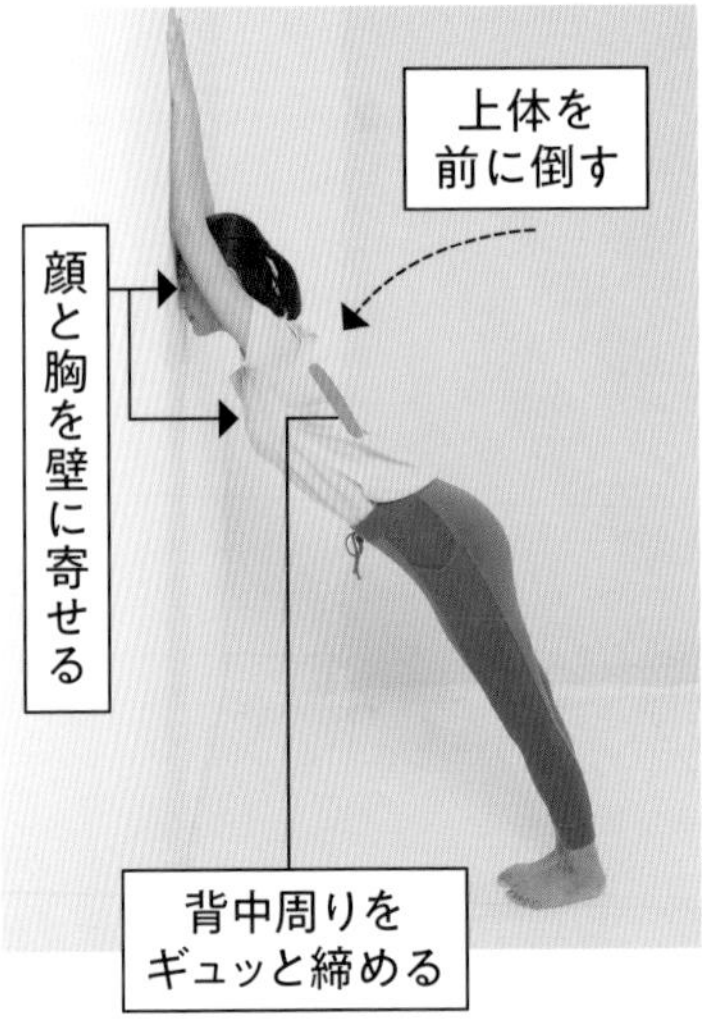
上体を前に倒す
顔と胸を壁に寄せる
背中周りをギュッと締める

3 背中周りを締める（p32）

用意するもの
ゴムバンド

2-1 縮んだ肩周りの筋肉を伸ばす

1

チューブが背中に回るように両手に持つ

ゴムチューブを背中に回して両端を両手で持つ。片手は腰に当て、反対の手はわきを締めて親指を上に向けて体の真横へ伸ばす。このとき、チューブがひじの上を通っているか確認。

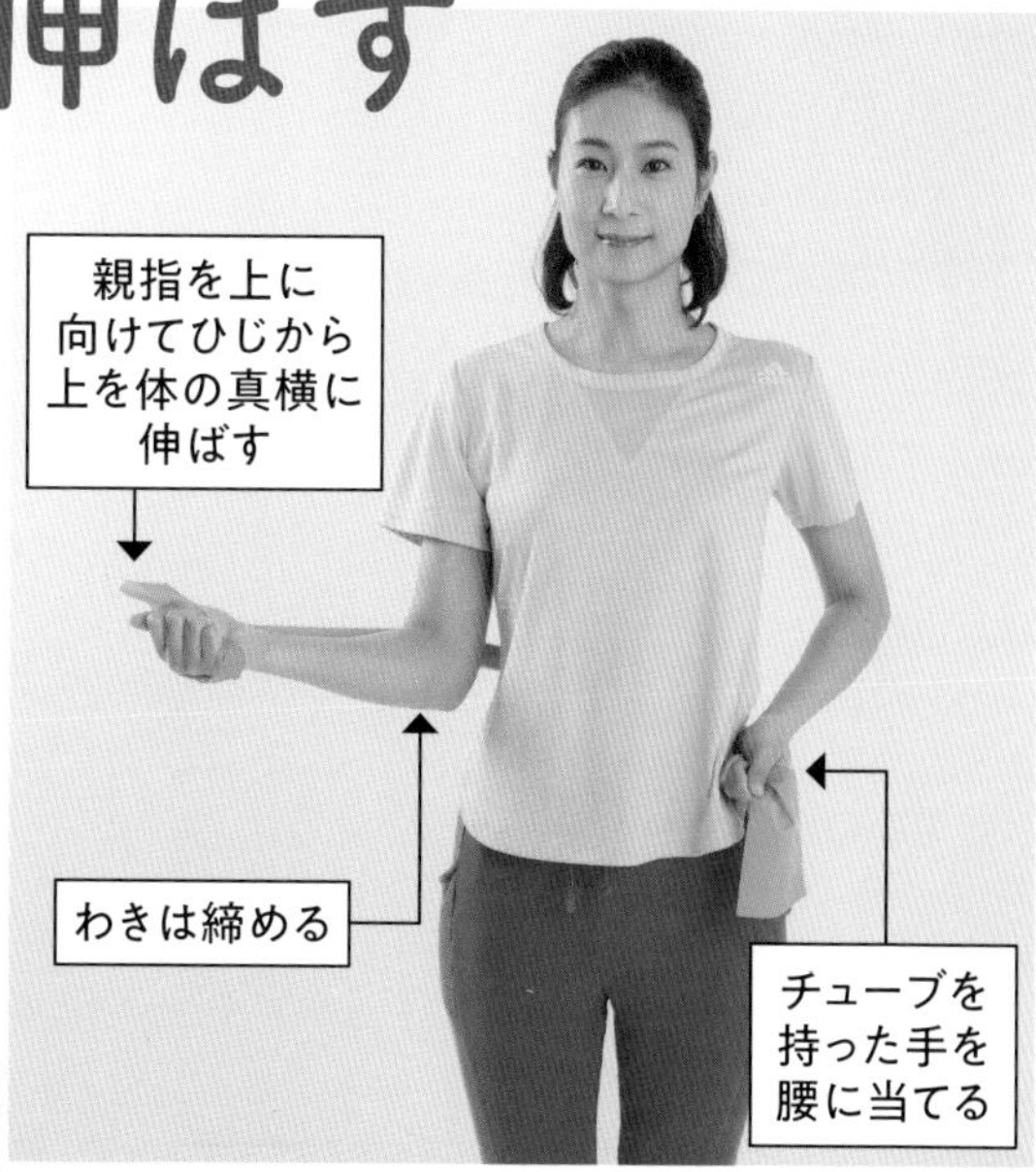
親指を上に向けてひじから上を体の真横に伸ばす
わきは締める
チューブを持った手を腰に当てる

後ろから見ると…⬇

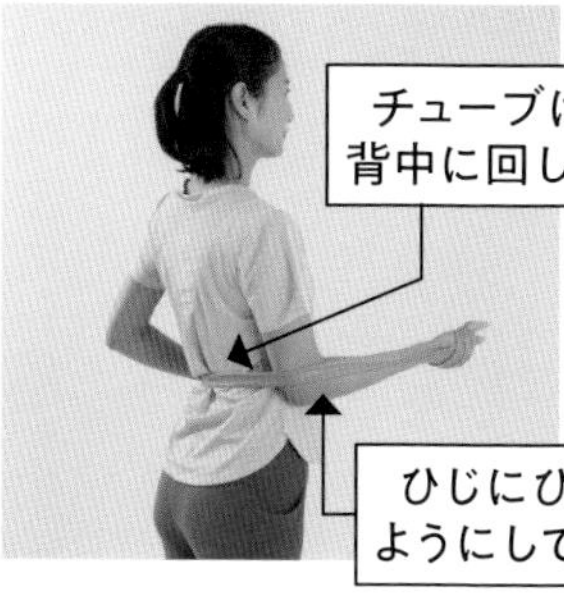
チューブは背中に回して
ひじにひっかけるようにして腕に回す

2

ひじを内側に曲げる

わきをしっかり締めたまま、ひじから上を内側へ動かす。**1～2**を10回繰り返す。反対側も同様に行う。

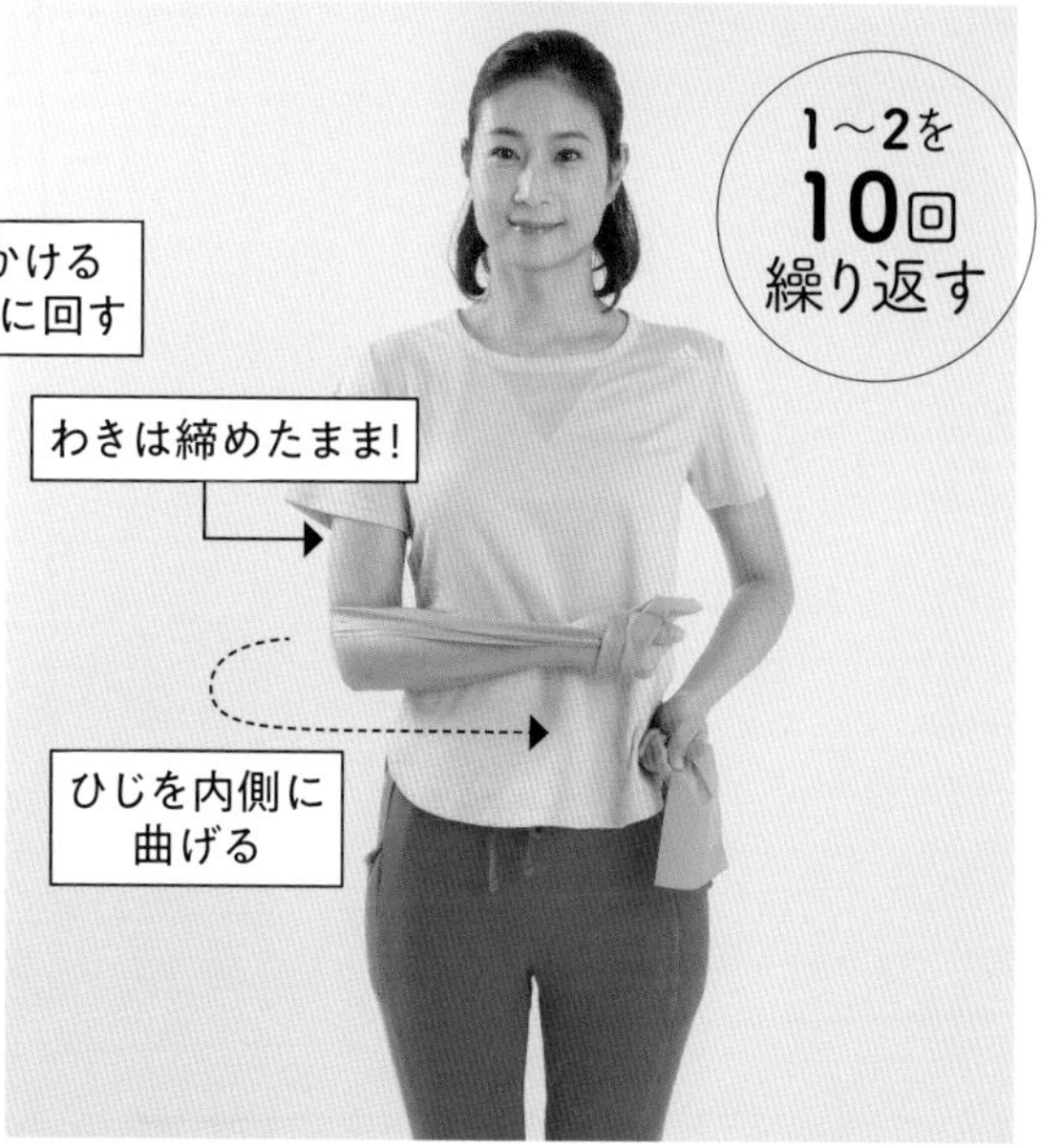
1～2を10回繰り返す
わきは締めたまま!
ひじを内側に曲げる

2-2

縮んだ肩周りの筋肉を伸ばす

1

チューブが体の前に来るように両手で持つ

体の前にくるように左右の手でそれぞれゴムチューブの両端を持つ。片方の手は腰の後ろに置き、もう反対側の腕はひじを直角に曲げて体の正面に向ける。このとき、わきを締め、親指は上に向ける。

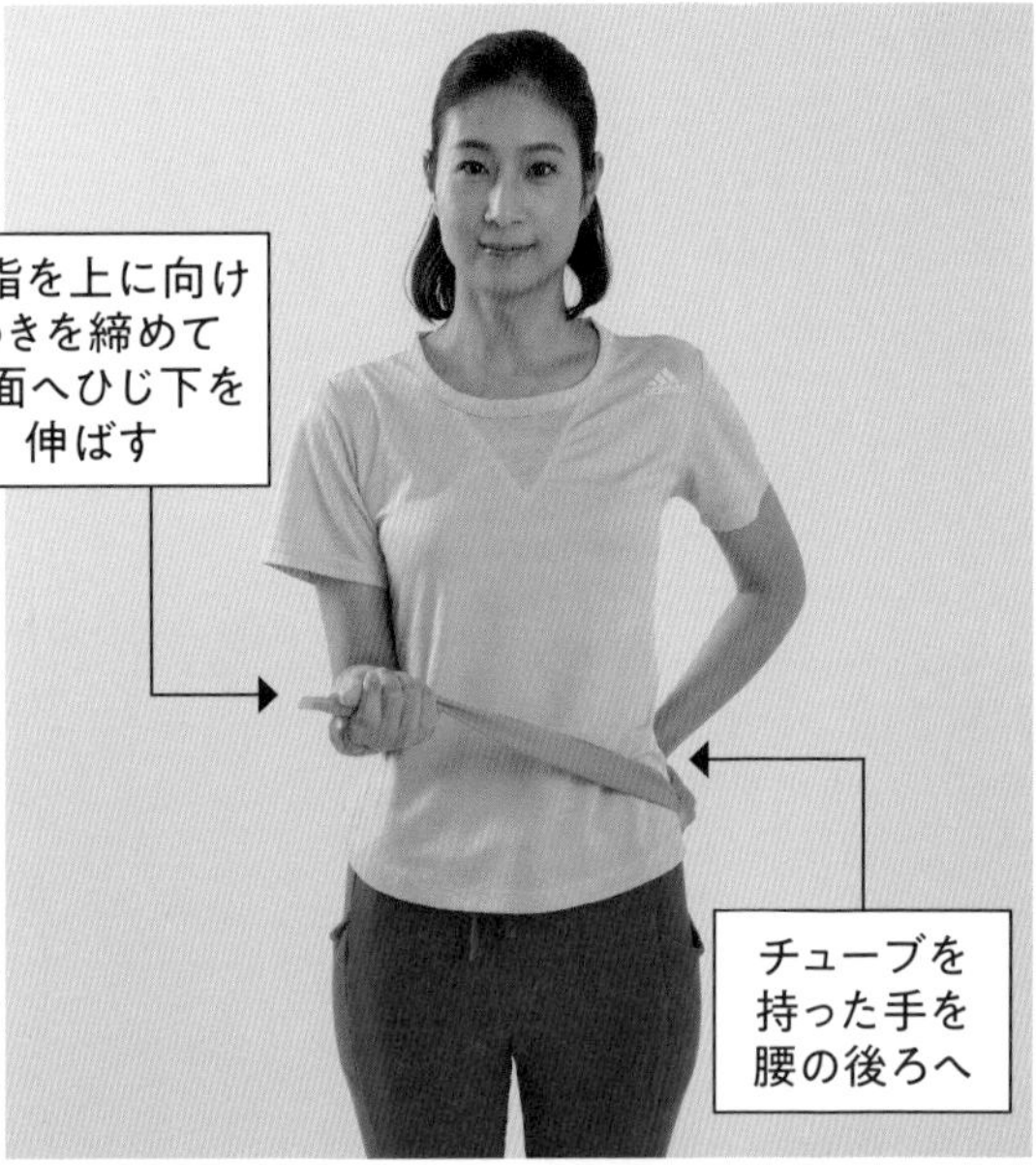

親指を上に向け
わきを締めて
正面へひじ下を
伸ばす
チューブを
持った手を
腰の後ろへ

2

ひじ下を外側へ開く

わきをしっかり締めたまま、ひじから上を外側へできるだけ開く。**1**～**2**を10回繰り返す。反対側も同様に行う。

1～2を
10回
繰り返す

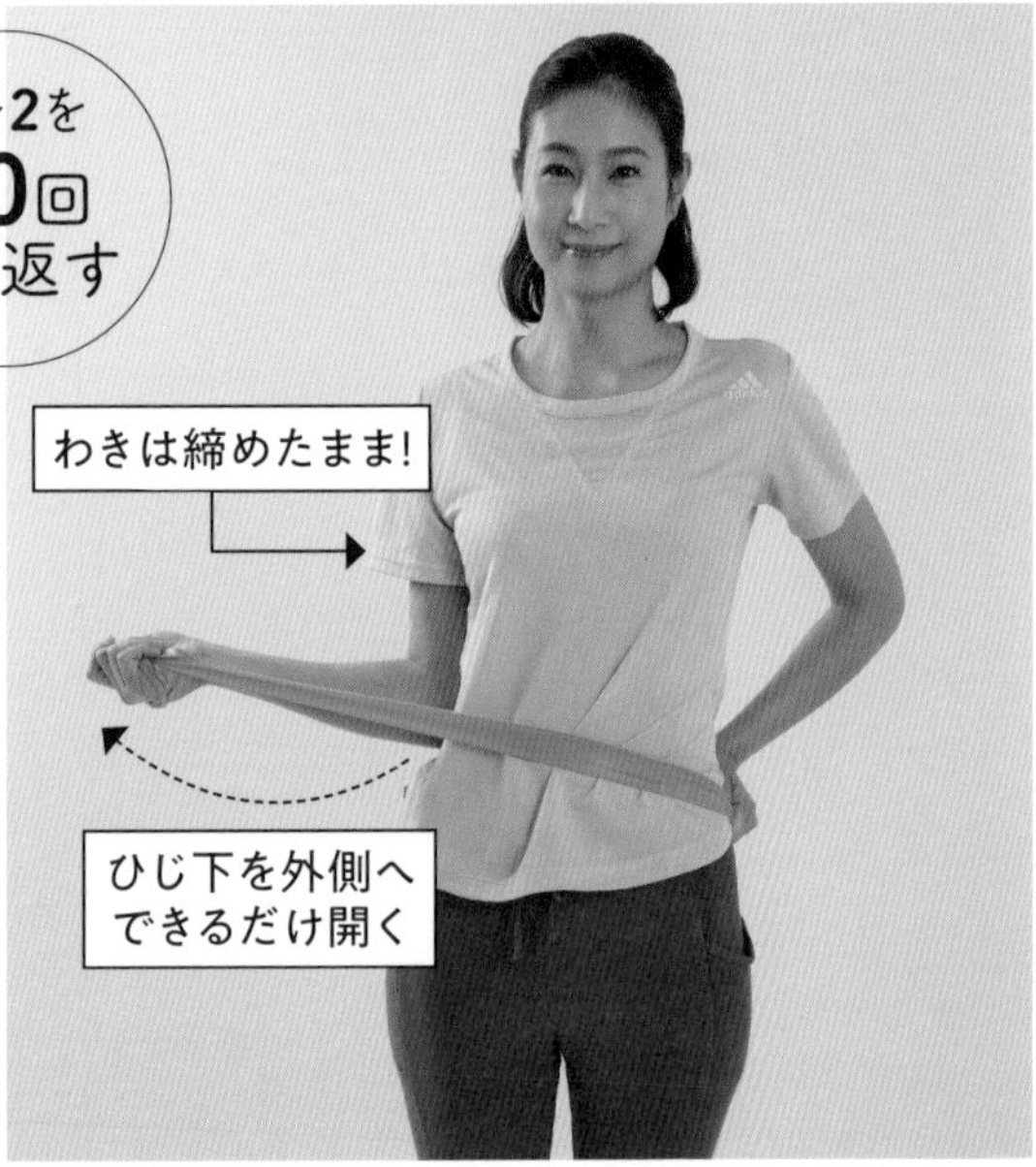

わきは締めたまま!
ひじ下を外側へ
できるだけ開く

痛くてムリ！なときは… これでもOK！

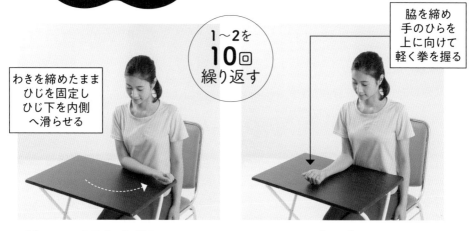

1 テーブル上にひじ下を乗せる

テーブルの正面に腰掛け、片方の腕のひじから上をテーブル上に乗せる。わきを締め、手のひらを上に向けて軽く拳を握る。

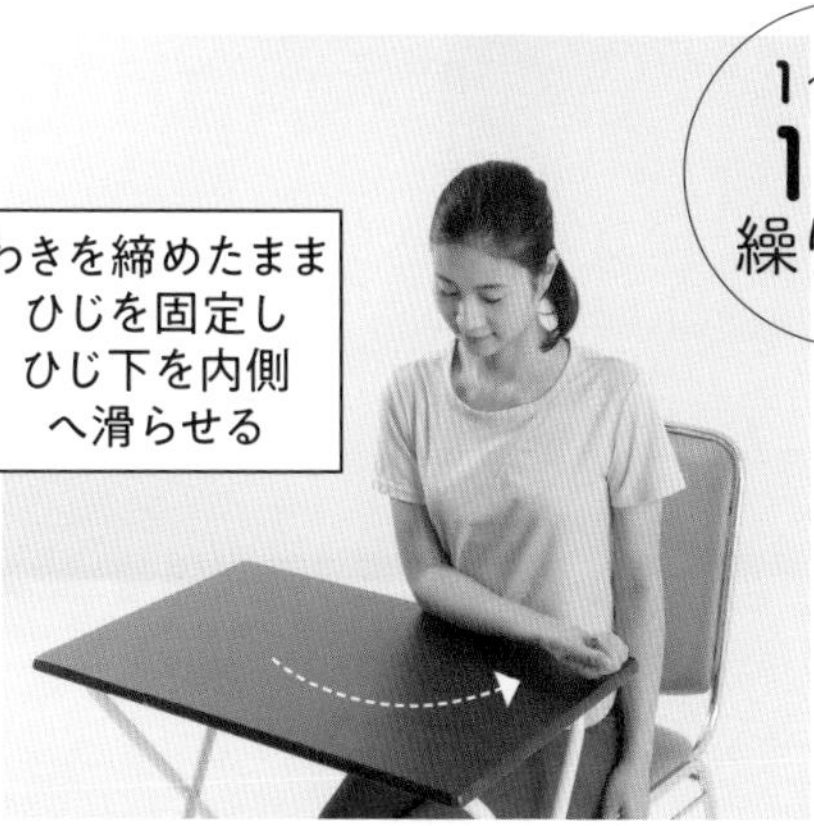

2 ひじ下を内側へ滑らせる

わきをしっかり締めたまま、腕を内側にスライドさせる。**1～2**を10回繰り返す。反対側も同様に行う。

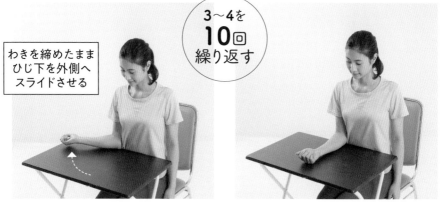

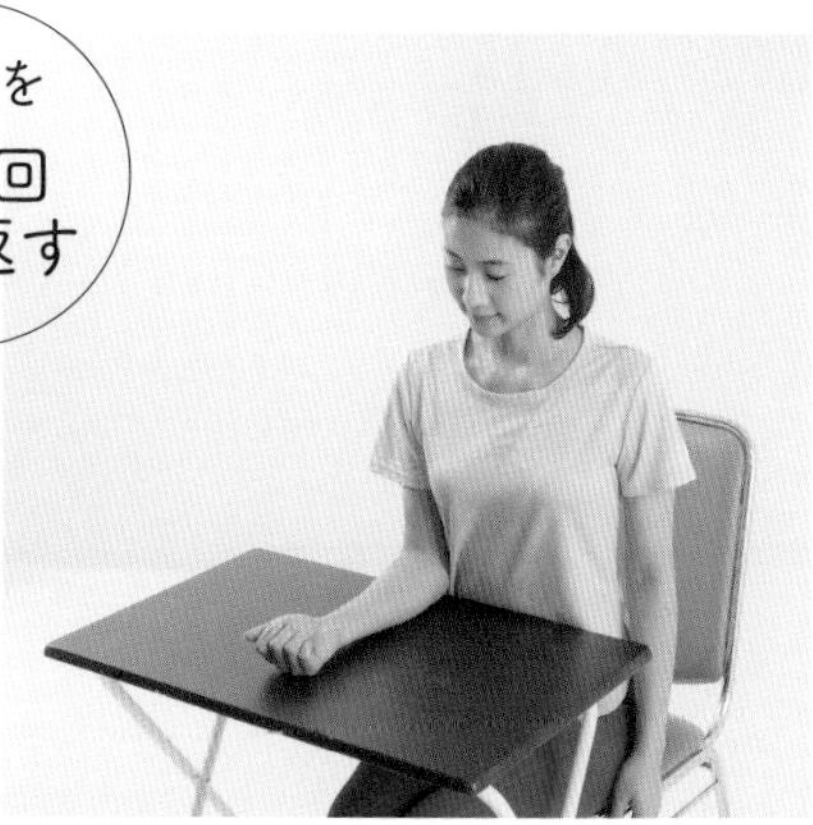

3 1と同じポジションに戻る

4 ひじ下を外側へスライドさせる

わきをしっかり締めたまま、腕を今度は外側にスライドさせる。**3～4**を10回繰り返す。反対側も同様に行う。

2-3

縮んだ肩周りの筋肉を伸ばす

1

足でチューブの片側を踏み反対の端を手で持つ

ゴムチューブの片方の端を足で踏み、反対の端をたるみがないように手で持つ。

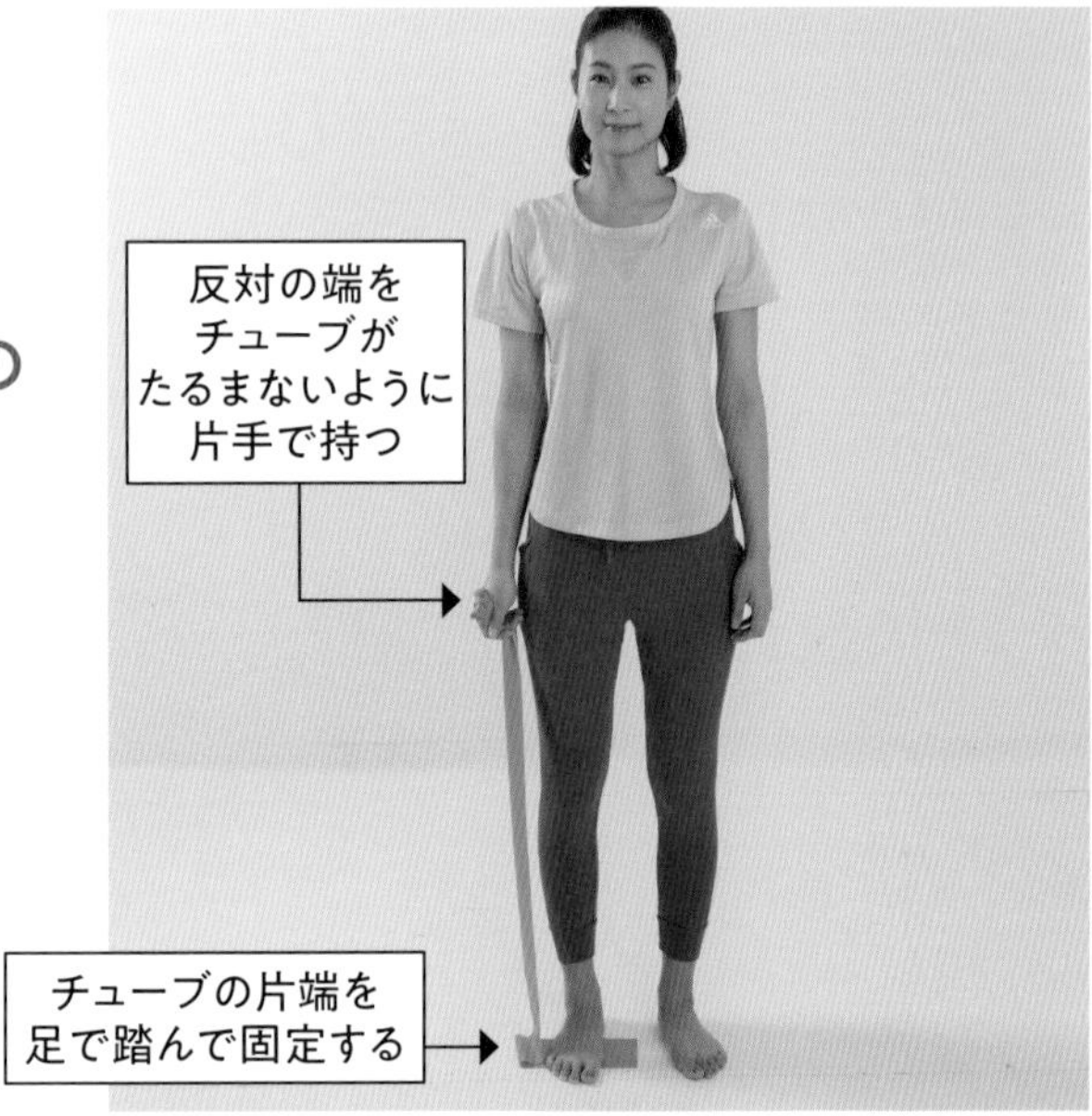

反対の端をチューブがたるまないように片手で持つ
チューブの片端を足で踏んで固定する

2

肩の高さまでチューブを持った腕を上げる

ゴムチューブを持った手をまっすぐにひじを伸ばしたまま、肩の高さまで真横にアップ。**1**～**2**を10回繰り返す。反対側も同様に行う。

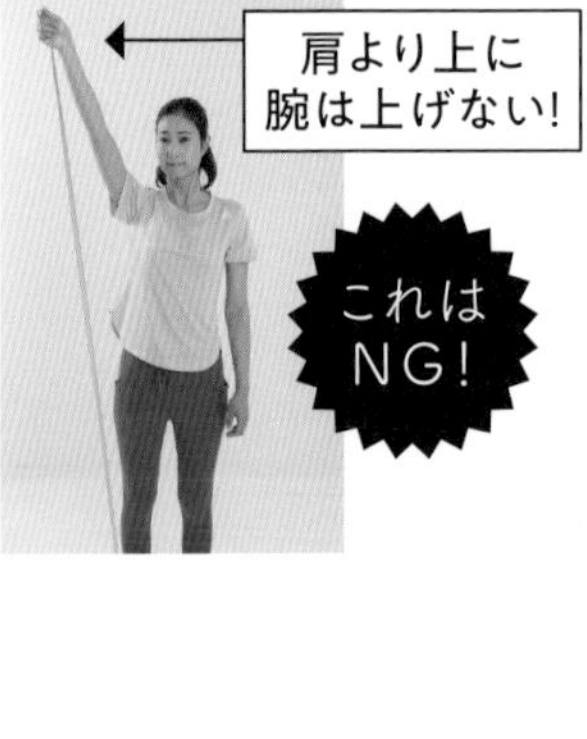

肩より上に腕は上げない!
これはNG!

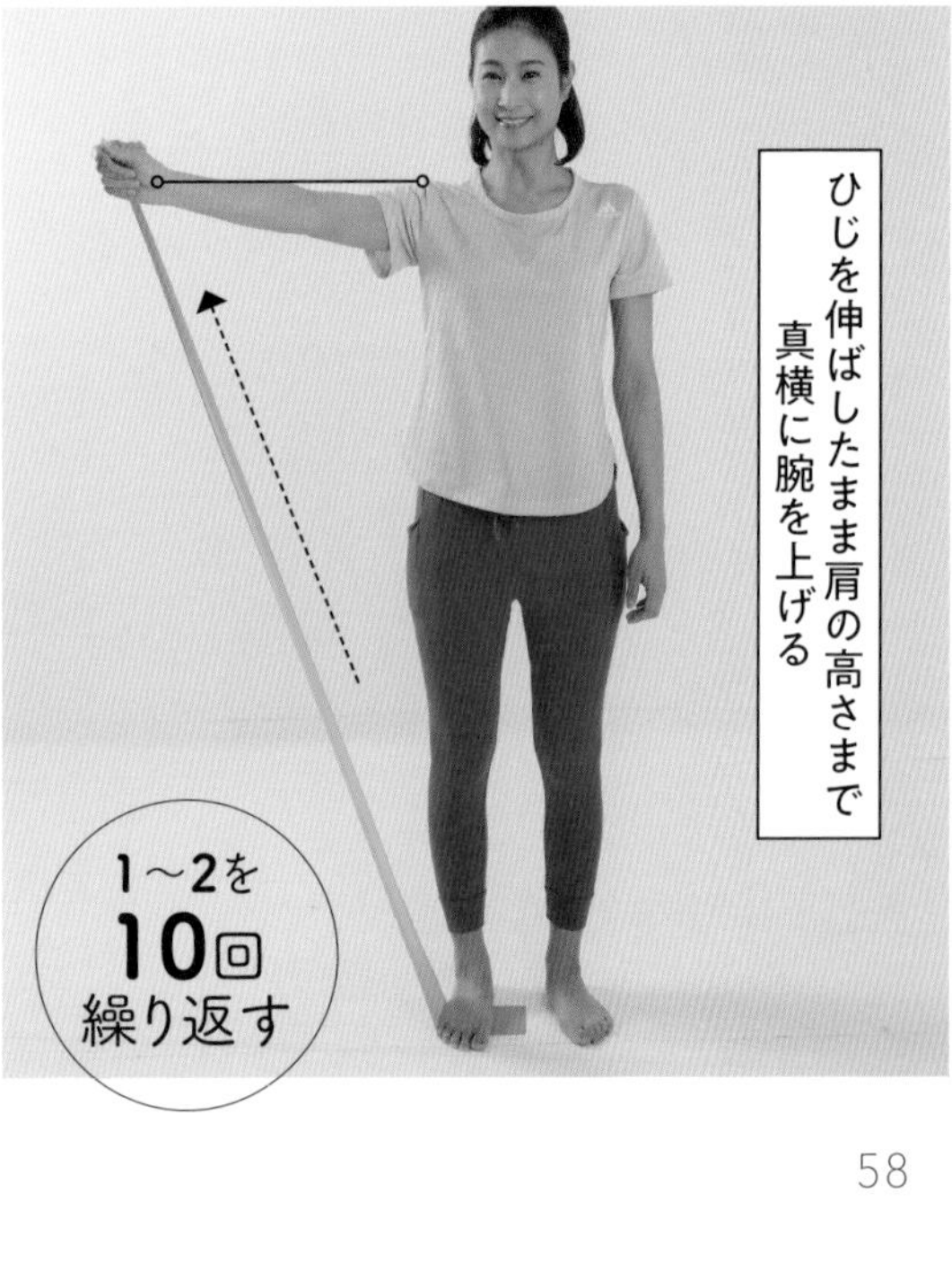

ひじを伸ばしたまま肩の高さまで真横に腕を上げる
1～2を10回繰り返す

痛くてムリ! なときは… これでもOK!

1

背筋を伸ばして椅子に座る

椅子に背筋を伸ばして腰掛け、両腕は自然に下ろす。

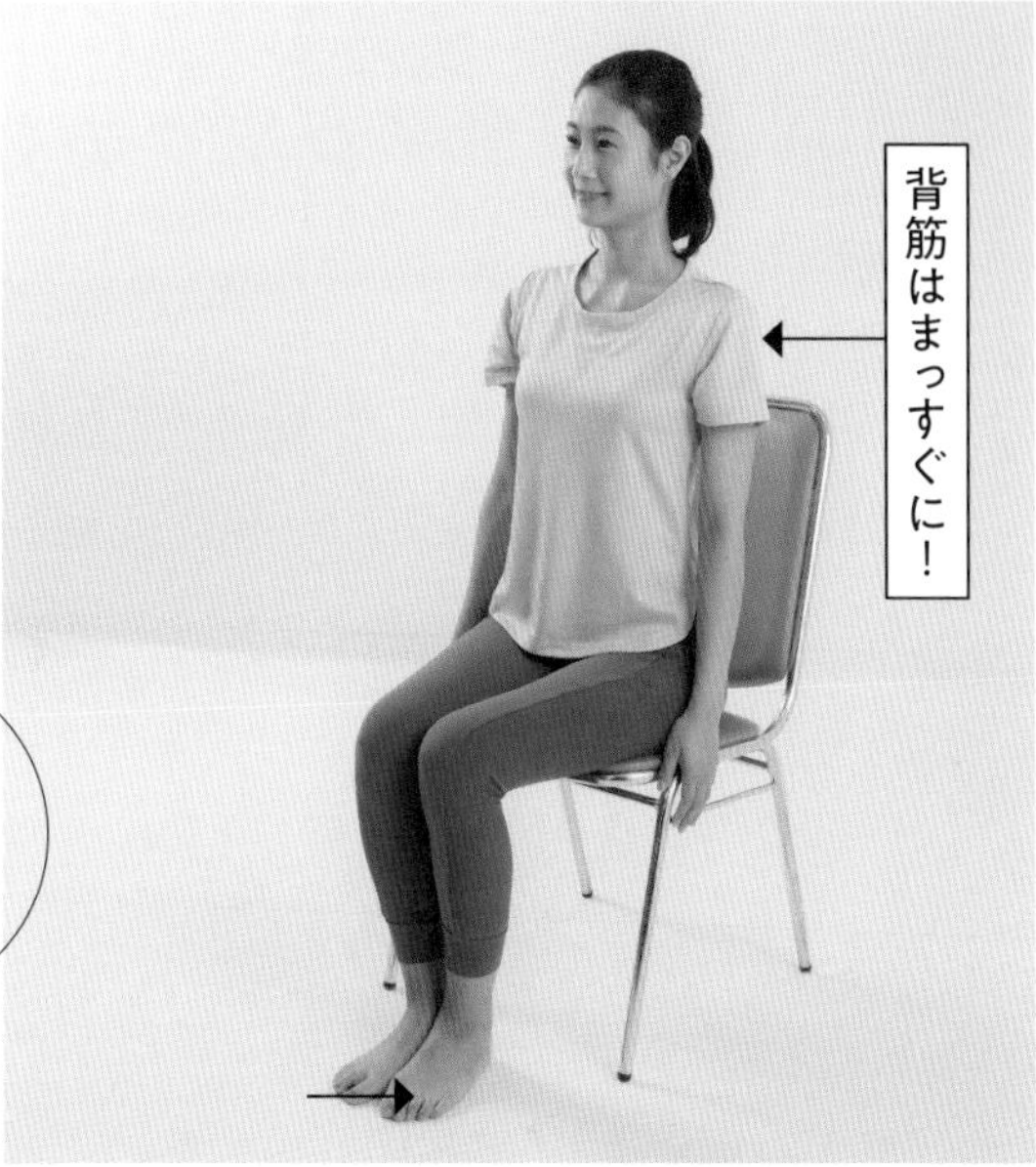
背筋はまっすぐに!

1〜2を
10回
繰り返す

2

腕を目線の高さまで上げる

片方の腕をななめ45度の方向に向かって、目の高さまでアップ。**1〜2**を10回繰り返す。反対側も同様に行う。

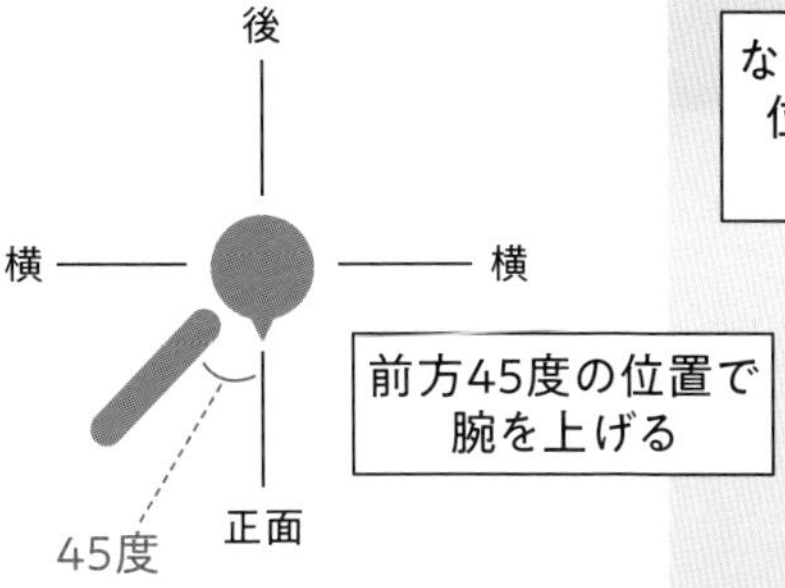
後
横
横
正面
45度
前方45度の位置で
腕を上げる

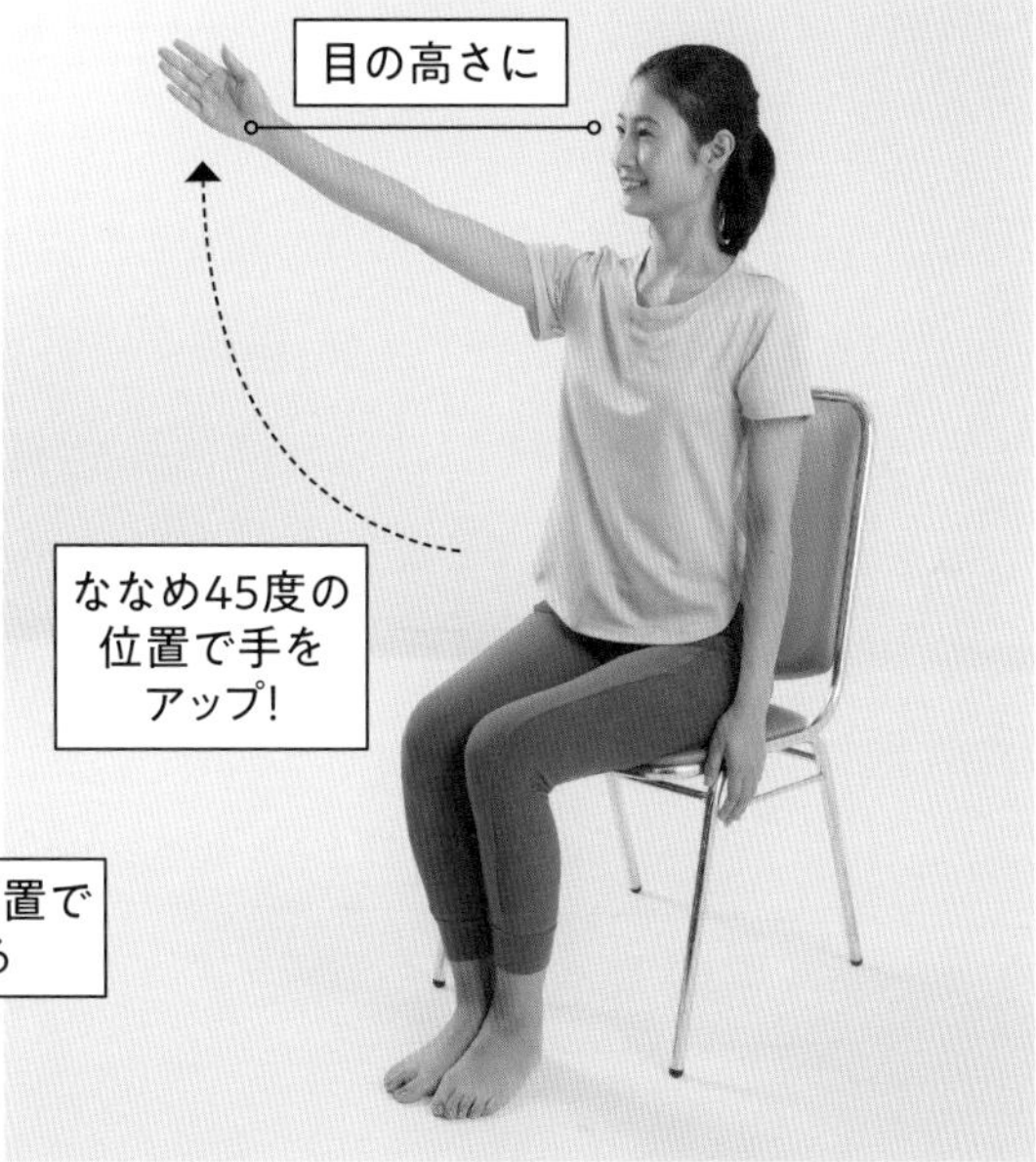
目の高さに
ななめ45度の
位置で手を
アップ!

コラム
3

痛い!ときのアイシングの効果

スポーツの現場では、アスリートたちが練習中や練習後に痛みを訴えてきたとき、私たちはすぐさま「アイシング」を行います。とてもシンプルな対処法ですが、痛みが発生した箇所の温度を低下させることで炎症を軽減して痛みを和らげたり、筋肉の緊張を取り除く効果があります。今では、プロスポーツ選手たちの運動後のアイシングは常識になっているほど効果の高いボディケアなのです。 みなさんも瞬トレを行ったあとや日常生活のあとで、少しでも違和感や痛みを感じた時には、アイシングを習慣にすることをおすすめします。市販の湿布薬でも良いのですが、頻繁に使用することで皮膚にかぶれを起こしている方もよく見受けられます。アイシングにはそうした心配がありません。私たちが使っているのは、防水の袋状になっている専用の器具(上写真)です。氷を数個入れ、痛みのある個所に痛みが治まるまで押し当てます。ドラッグストアでも販売されているので、常備しておくと便利です。普通のビニール袋を2枚重ねにして氷を入れて硬く縛ったものでもOKです。

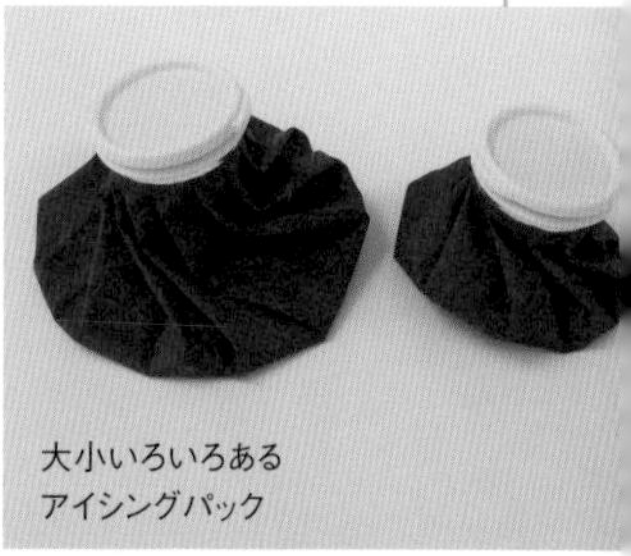

大小いろいろある
アイシングパック

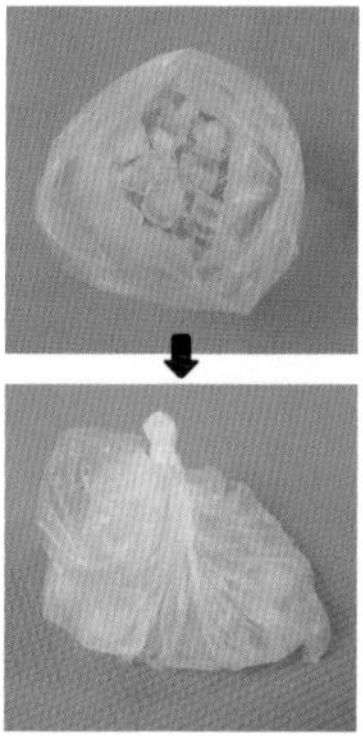

2枚重ねのビニール袋に氷を入れて縛ったものでも代用できる

第4章

手首の痛みに効く瞬トレ

転倒などの大きなきっかけもなく、手首に痛みが出た場合、繰り返し酷使したために手首や前腕、肩の筋肉が収縮したことで発生している可能性が大。ターゲットとなる筋肉をゆるめることが有効です。

手首の痛みに効かせるポイント

ターゲットはココ！

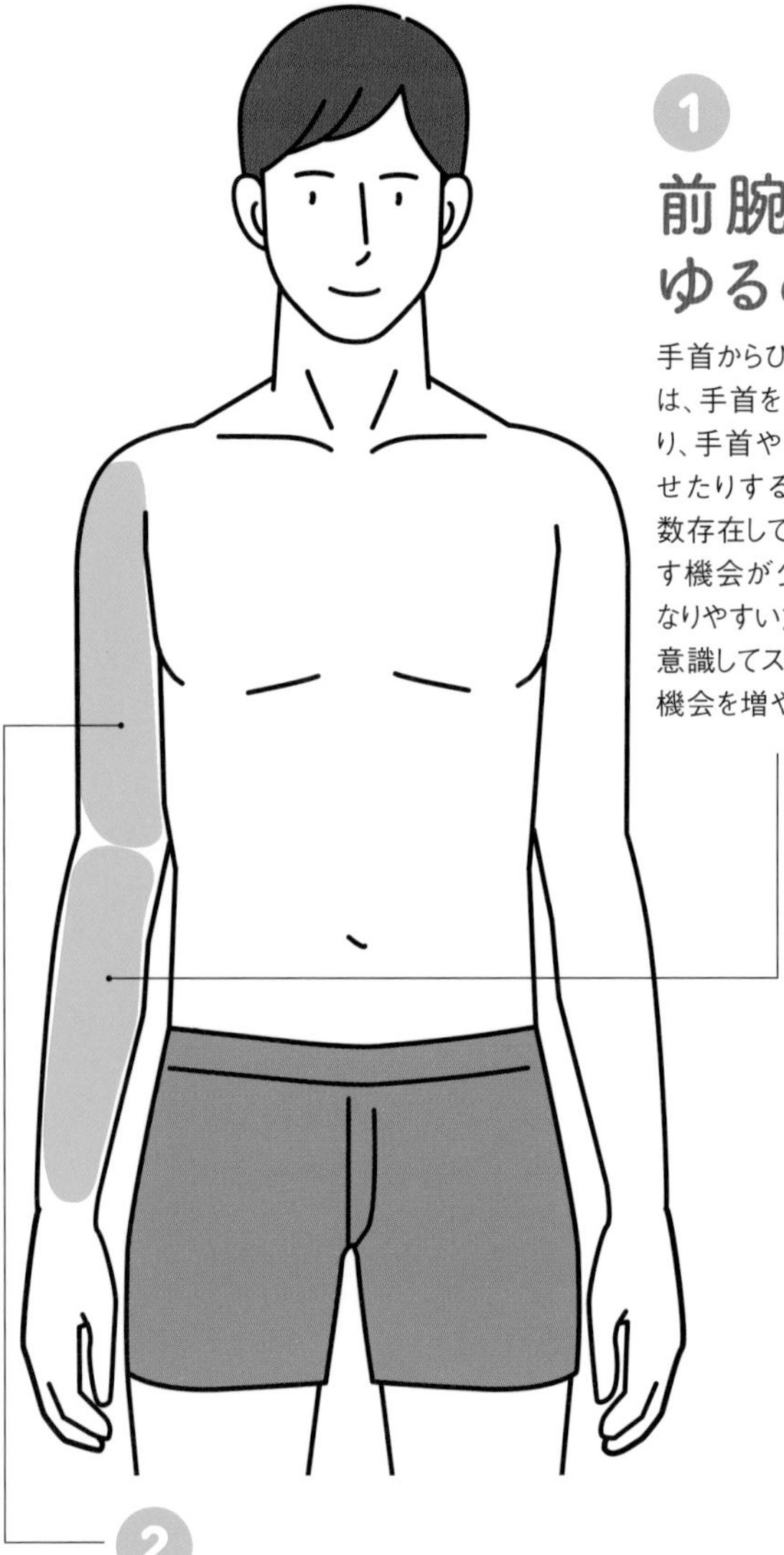

1

前腕をゆるめる

手首からひじにかけては、手首を回旋させたり、手首や指を屈曲させたりする筋肉が多数存在している。伸ばす機会が少なく、硬くなりやすい筋肉なので意識してストレッチする機会を増やそう。

2

上腕をゆるめる

ひじを曲げ伸ばしするときに使われる「上腕三頭筋」、「上腕二頭筋」。前腕の筋肉が収縮するとひじが動かしにくくなり、それと連動してこれら上腕の筋肉も硬くなる。手首や前腕と合わせてゆるめておこう。

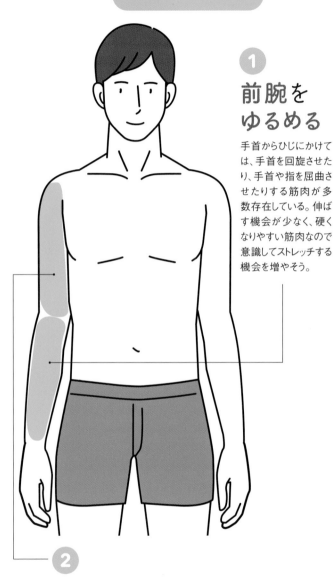

起きている間じゅう酷使され続ける手は、ケガや転倒などとは無関係に、これまでの負荷がたまりにたまって、突然痛みが発生することが多いといえます。手首の痛みはその周囲の小さな筋肉が収縮して硬くなっているほか、上腕、前腕にある複数の筋肉が硬直していることも大きな原因となっています。

「手首の痛みは、腕と関係がある」といわれると不思議に思われるかもしれません。動かしている実感があまりないと思いますが、**手指や手首を使うときの多種類の筋肉は、前腕に存在しています**。手で何かを握って回旋させるときや、物を握るとき、手首を曲げるときの筋肉など、多種多様な働きをする筋肉が、手首からひじにかけての前腕についているのです。そのため、手首や手の負荷は、前腕のたくさんの筋肉を収縮させて硬くしているというわけです。

この手首の負荷が前腕↓上腕へと伝わって、肩回りの筋肉——とくに「上腕三頭筋」の収縮につながり、肩の痛みを併発させるケースも少なくありません。腕から手指は多種多様な筋肉が連携して精密に働けるようなつくりになっています。手首だけじゃなく、上腕、前腕を含めたすべてをフルセットでケアすることをおすすめします。

1 -1

縮んだ前腕をゆるめる

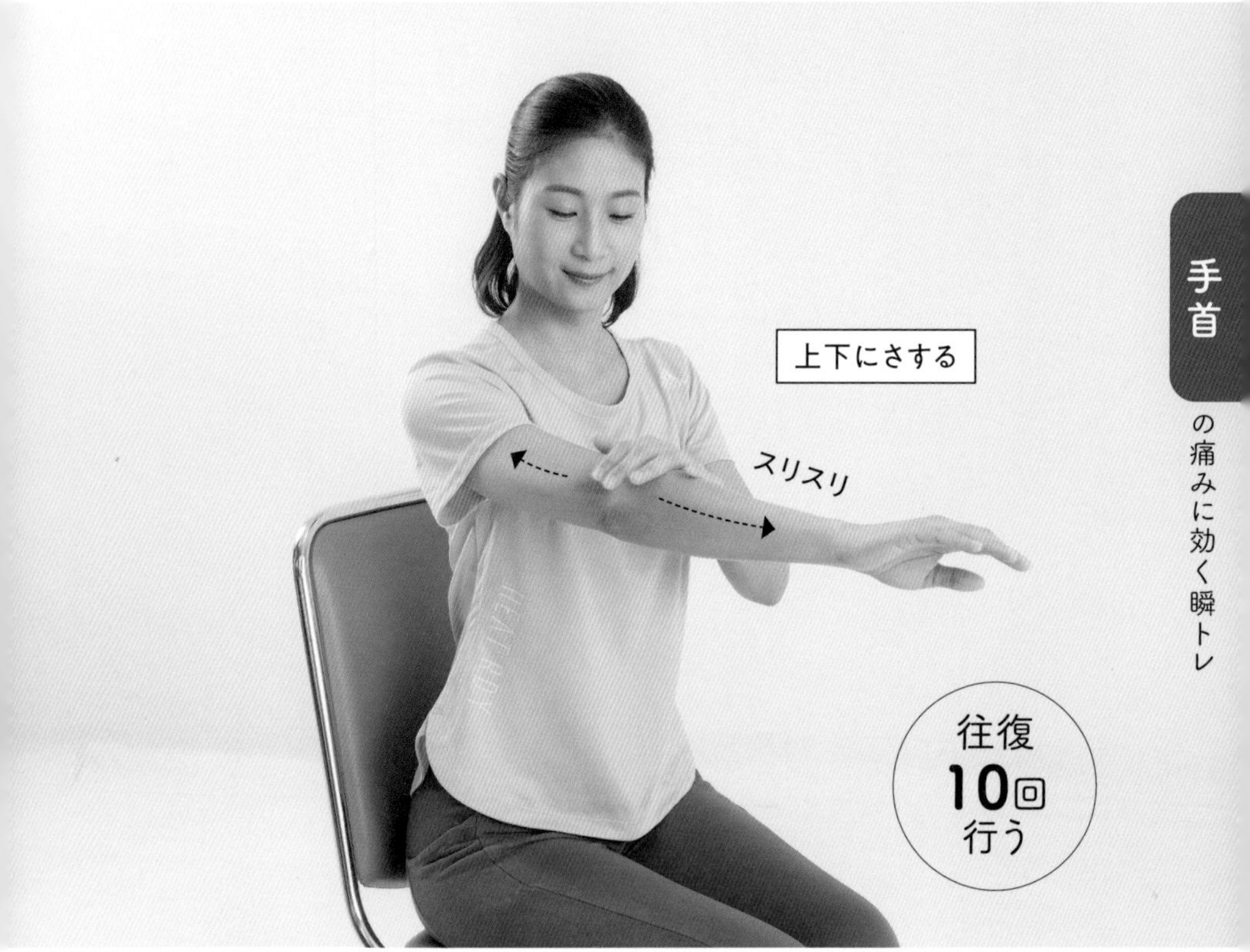
上下にさする
スリスリ
往復
10回
行う

1

痛いほうの手首の腕を上下にさする

冷えは、筋肉を硬くさせる要因の一つ。まずは手のひらで腕全体を上下にさすり、血行を促してウォーミングアップ。手から手首、手首から前腕、前腕からひじ、ひじから上腕と、丁寧にさすっていこう。

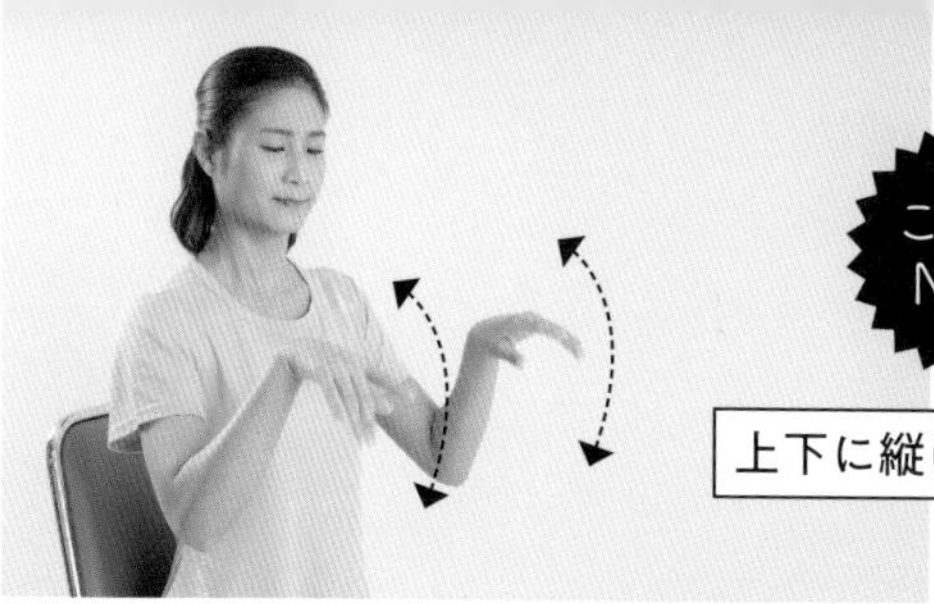
これは
NG!
上下に縦に振るのは×!

いきおいをつけて手首を縦に振ると、関節に負担が強くかかるのでNGです。左右の横方向に振るのが原則!

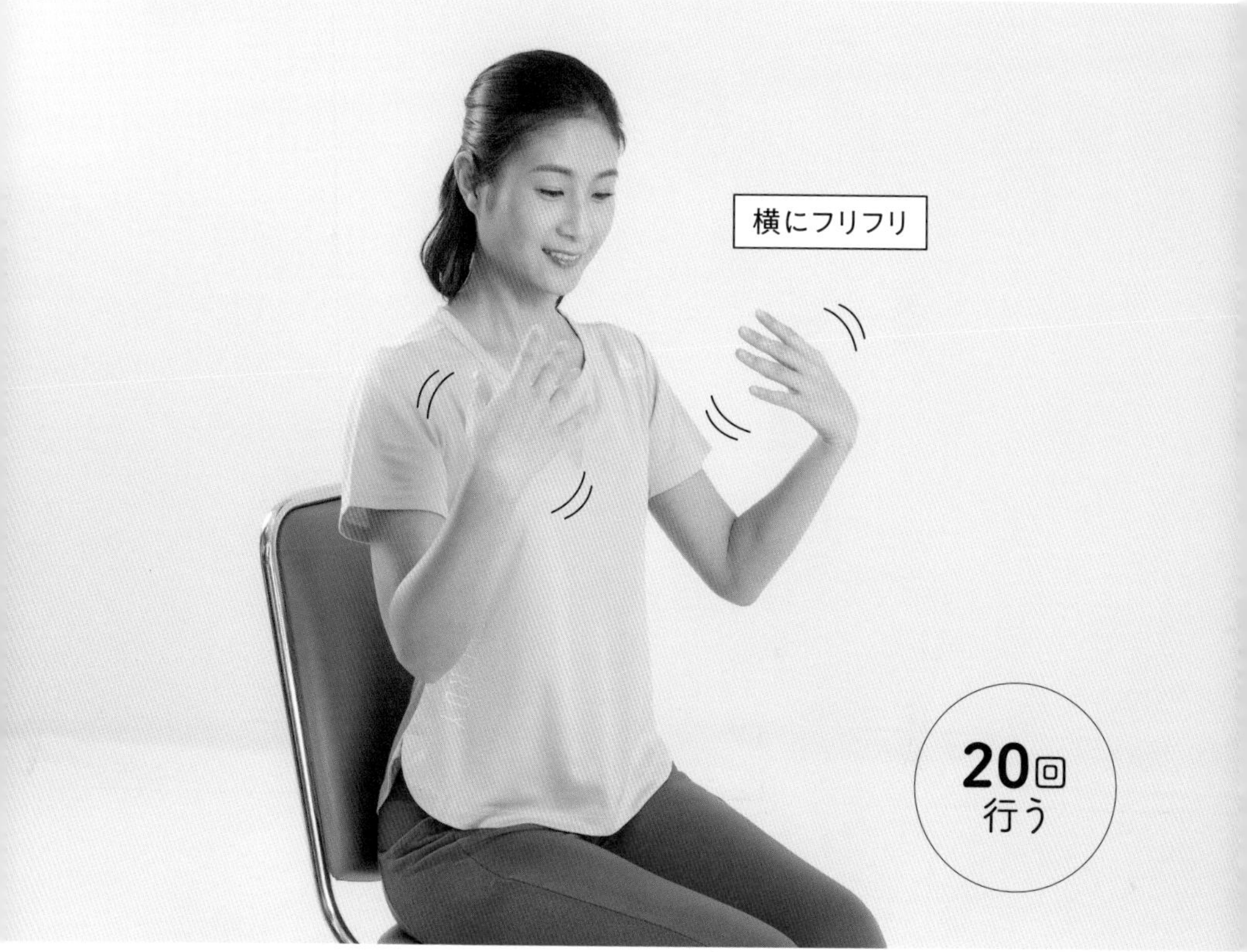
横にフリフリ
20回
行う

2

手を横に軽く振る

両手首を左右の方向にブラブラさせて、さらに血行促進。上腕の筋肉に微細運動が伝わって、やさしくゆるんでいくのが感じられる。

1-2
縮んだ前腕をゆるめる

右回し
左回し
10回
ずつ行う
手首をクルクル回す
ひじは動かさないで固定!

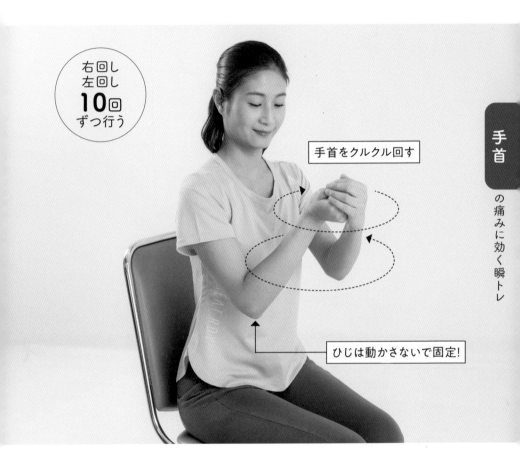

両手の指を組んで
手首を回す

両手を組んでわきを締めてひじを固定し、ゆっくりと手首を回す。最初は小さく、徐々に大きく手首を回してみよう。右へ10回、左へ10回が目安。

2

縮んだ上腕をゆるめる

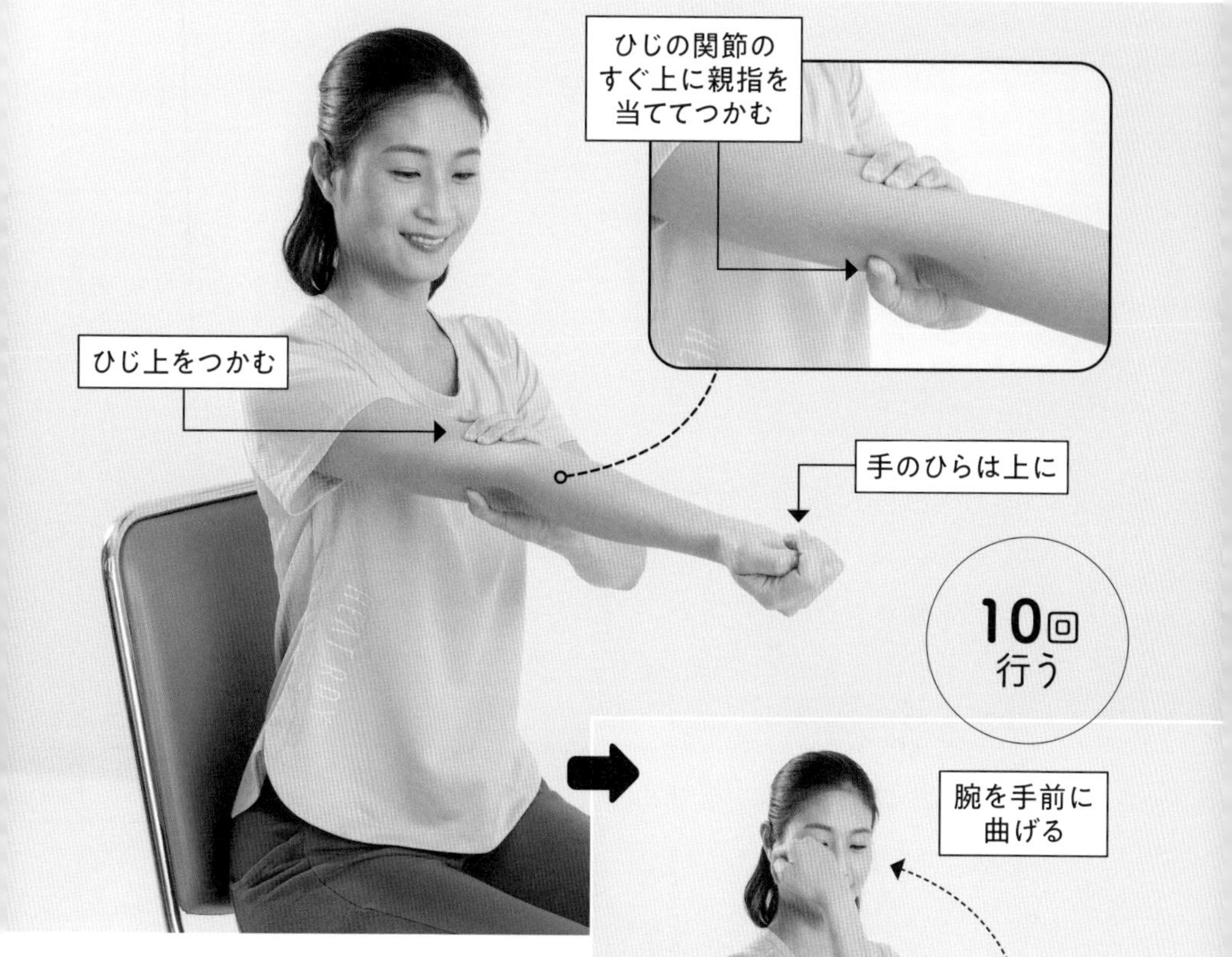
ひじの関節の
すぐ上に親指を
当ててつかむ
ひじ上をつかむ
手のひらは上に
10回
行う

腕を手前に
曲げる
軽くつかんで
圧迫したまま

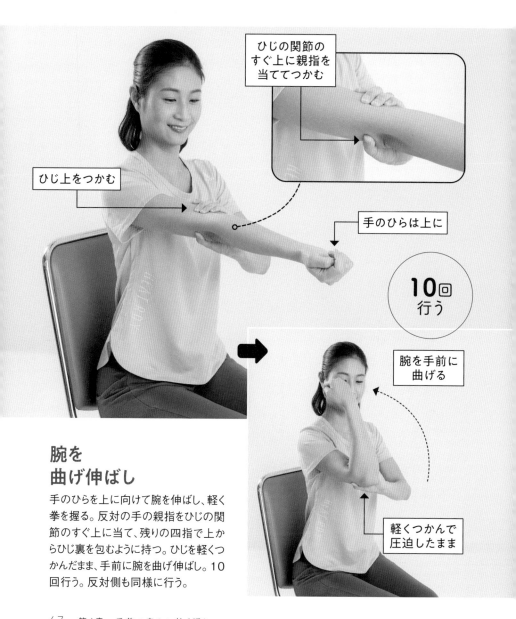

腕を曲げ伸ばし

手のひらを上に向けて腕を伸ばし、軽く拳を握る。反対の手の親指をひじの関節のすぐ上に当て、残りの四指で上からひじ裏を包むように持つ。ひじを軽くつかんだまま、手前に腕を曲げ伸ばし。10回行う。反対側も同様に行う。

コラム
4

超カンタン脳トレ!
エアピアノ

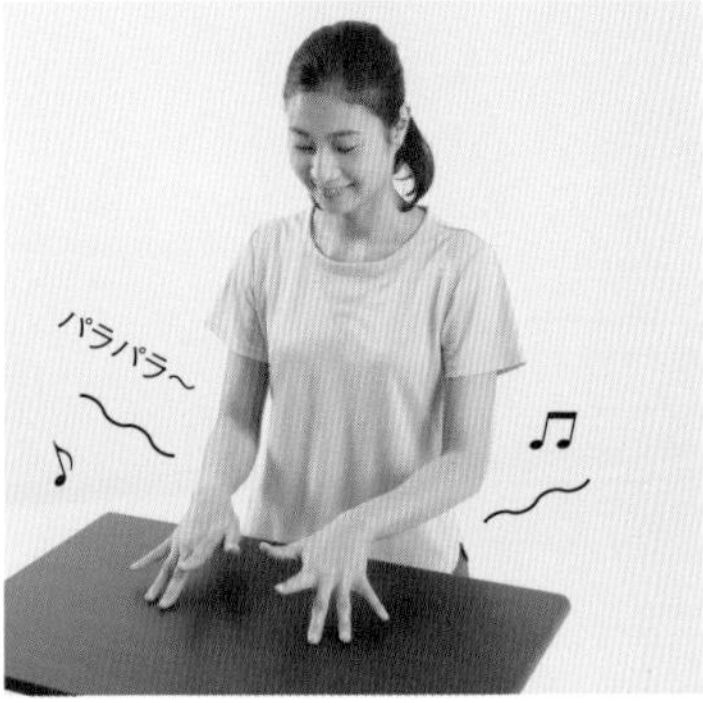

手遊びをしたり、ピアノを弾いたりすることで脳の血流がアップすることが明らかにされたりと、指を動かすことが脳に良い、というのは聞いたことがあるかと思います。実際に、私も病院で運動を指導するとき、患者さんたちに指先をよく動かす方法を指導していました。車椅子の方でも指であればどこでも自由に動かせるうえ、体力を消耗することなく、脳のトレーニングができるのでおすすめです。

私のおすすめは「エアピアノ」です。

テーブルや机の上でパラパラ〜ッと両手の指先を軽く打ち付けるように動かして、まるでピアノを弾いているかのように動かす方法です。最初は左右で同じ動き、慣れてきたら左右で違う指を動かしたり、できるだけ早く動かすことを意識してみましょう。意外と難しく、脳に負荷がかかっていることが感じられると思います。

それ以外にも、あやとりや裁縫など、指先をよく使う作業を習慣にすると、脳の若さ維持に役立つのでおすすめです。

第5章

頭痛に効く瞬トレ

風邪もひいていないのに、頻繁に起こる慢性型の頭痛は、顔面や首周りの筋肉の緊張が原因かもしれません。「緊張型頭痛」の場合は、瞬トレで筋肉をゆるめることで緩和が可能です。

頭痛に効かせるポイント

ターゲットはココ!

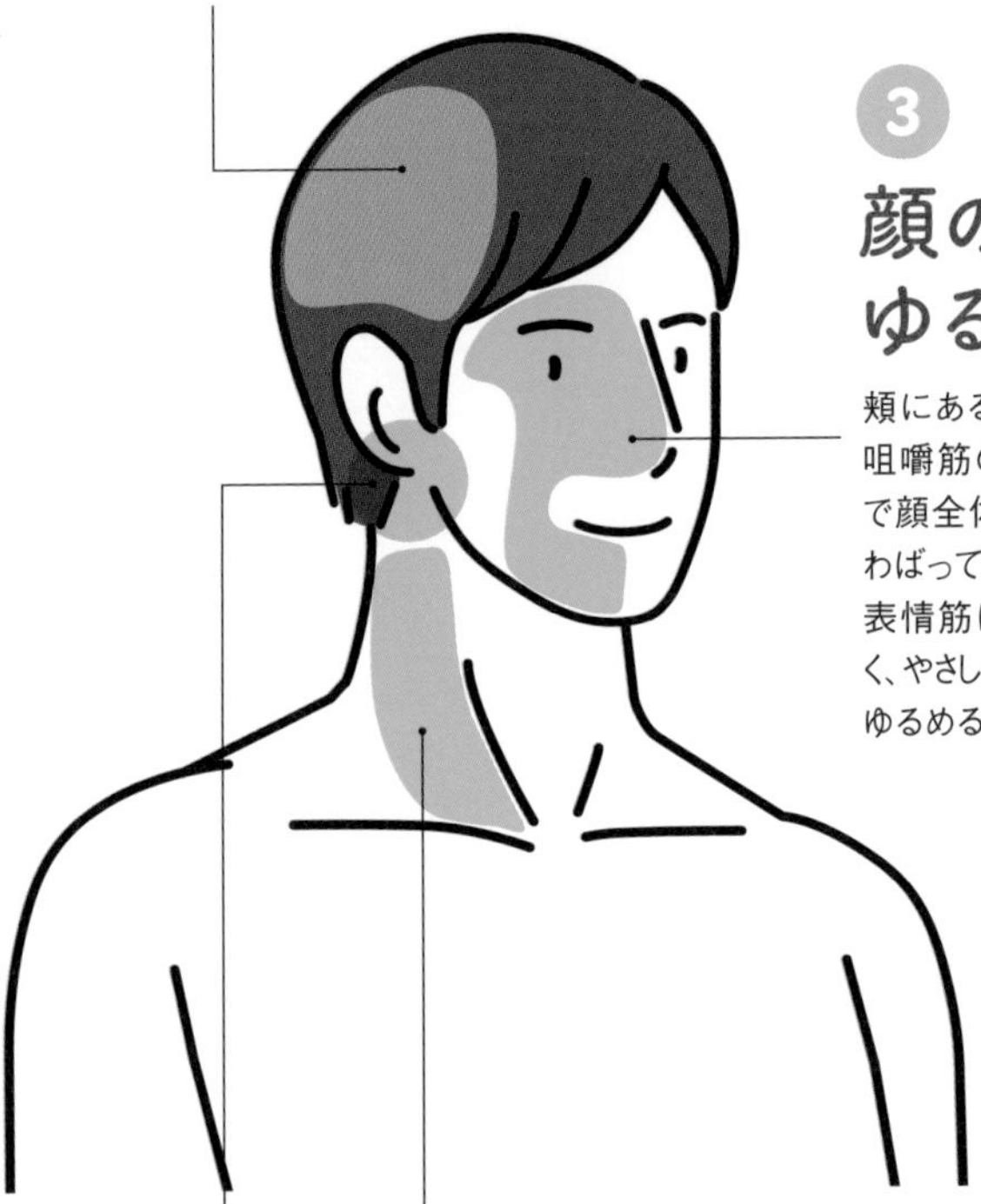

2 頭の筋肉をゆるめる

「側頭筋」などの大きな咀嚼筋が集中する頭の筋肉は、食いしばりの他、ストレスなどでも緊張しやすい。

3 顔の筋肉をゆるめる

頬にある「咬筋」などの咀嚼筋のほか、ストレスで顔全体の表情筋がこわばっていることも多い。表情筋は耳下腺と同じく、やさしく触れるだけでもゆるめる効果がある。

4 首の筋肉をゆるめる

首の両側にある「胸鎖乳突筋」はこりやすい筋肉の代表格。首の血行不良から頭痛につながるため、同時にケアをしておきたい。

1 アゴをゆるめる

耳の下には「耳下腺」という唾液腺があり、その下には顔を動かす顔面神経が通っている。耳の下を軽くマッサージすることで顔全体の力が抜け、緊張したアゴも自然とゆるめることができる。

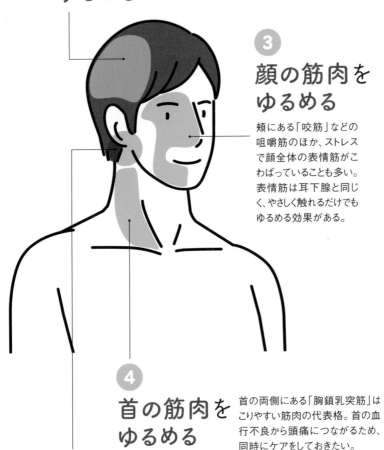

デスクワークをしているとき、ふと気が付くと歯を食いしばってはいないでしょうか？　もしくは、就寝中、無意識に歯ぎしりや食いしばりをしている人は多く、中には奥歯を痛めてしまっているケースもあるそうです。

常に歯を食いしばっている状態が続くと、咀嚼に使われる顔や頭の筋肉や顎の関節に過度な負荷がかかり、頭痛や肩こりにつながってしまいます。これを「緊張性頭痛」といい、頭全体がギューッと締め付けられたような痛みが特徴です。

この場合の解決法は、**口を開けたりものを咀嚼するときに使われる顔や頭にある「咀嚼筋」を緩めること。**咀嚼筋は側頭部の「側頭筋」、頬にある「咬筋《こうきん》」と「内側翼突《ないそくよくとつ》筋《きん》」、上あごから耳にかけてをつなぐ「外側翼突筋」の4つが存在します。

さらに、あご下の「舌骨筋」や耳の周囲にある小さな「耳介筋」も硬くなりやすいので同時にゆるめていきましょう。

また、首のこりが、これらの顔や頭周りの筋肉の血行不良を引き起こし、頭痛の原因になっていることも。首の両側にある「胸鎖乳突筋」も、次ページから紹介する「頭痛に効く瞬トレ」でゆるめれば血行アップ効果があるので、試してみてください。

1

緊張したアゴをゆるめる

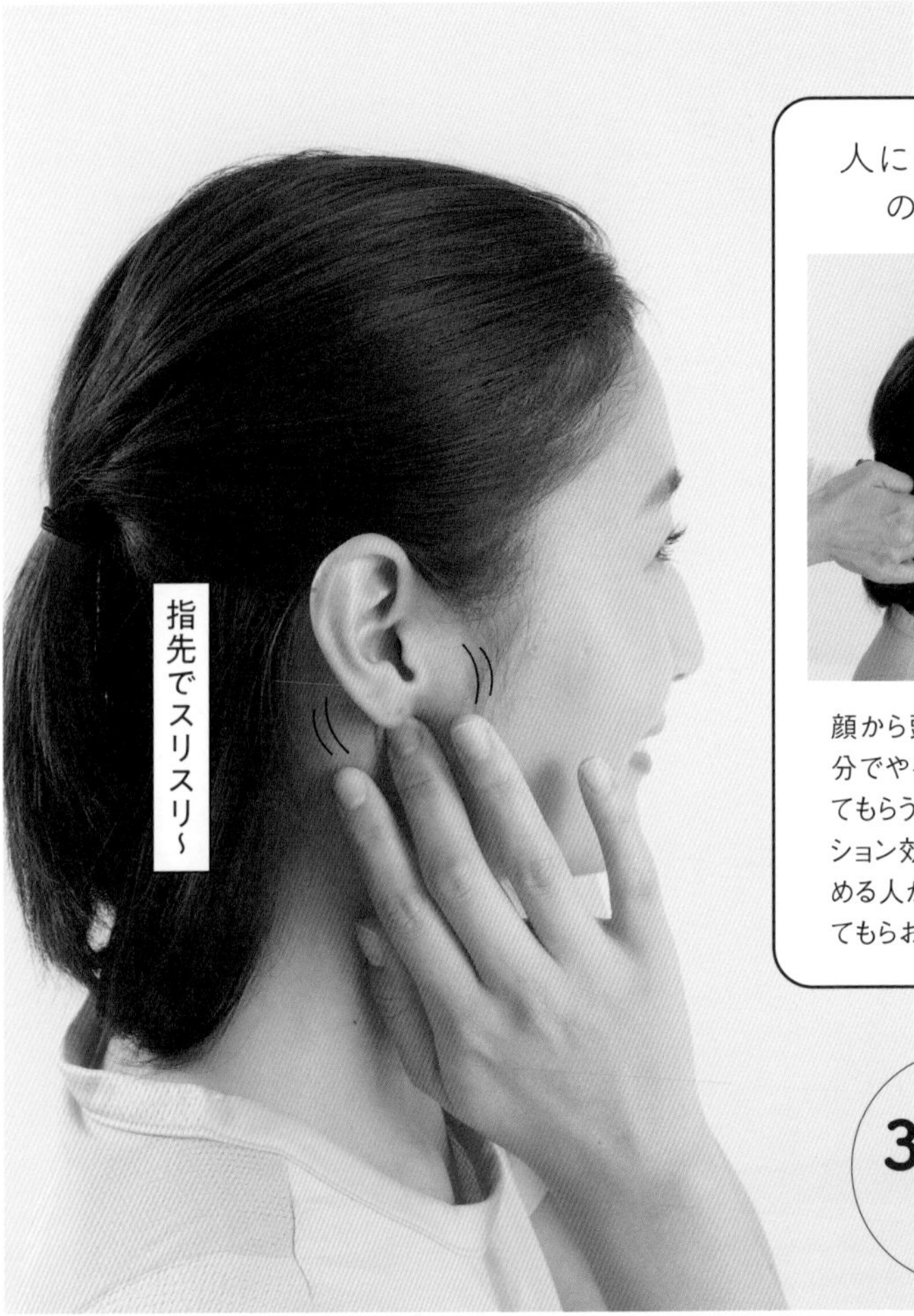

人にやってもらうのが一番！

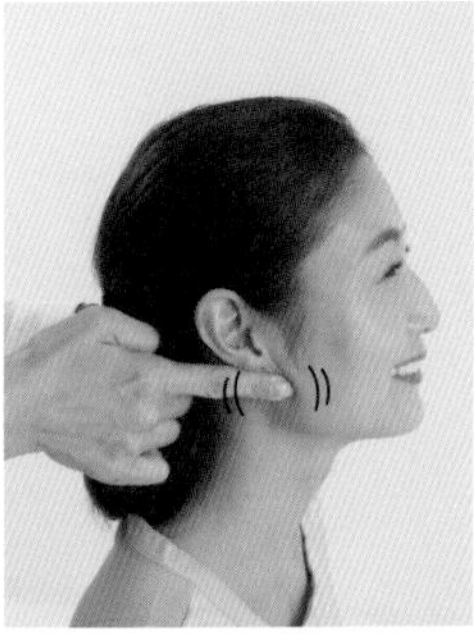

顔から頭の瞬トレは、自分でやるよりも人にやってもらうほうがリラクゼーション効果が高まる。頼める人がいるときは、やってもらおう。

30秒間行う

耳の付け根を指先でさする

耳たぶの付け根に中指をごく軽く当て、前後に細かく揺らすようにこする。神経が通っているデリケートなところなので、指が当たっているか当たっていないか、ぐらいの軽さで行うのがコツ。アゴの力がスーッと抜ける。

2

縮んだ 頭の筋肉をゆるめる

こぶしを上下に動かしながら少しずつ後ろへずらしていく
指の中央の平らな部分を頭に当てる
1～2回行う

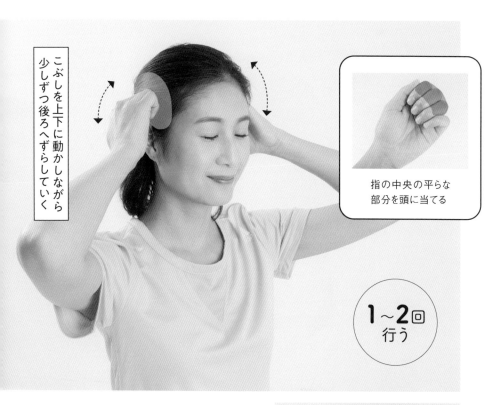

こぶしで側頭部をマッサージ

両手で拳をつくり、第2関節の平らな部分をこめかみに軽く当て、上下にこすり上げる。気持ちよく感じる力加減で、数か所に分けて少しずつ前から後ろへ拳を移動させながら行う。

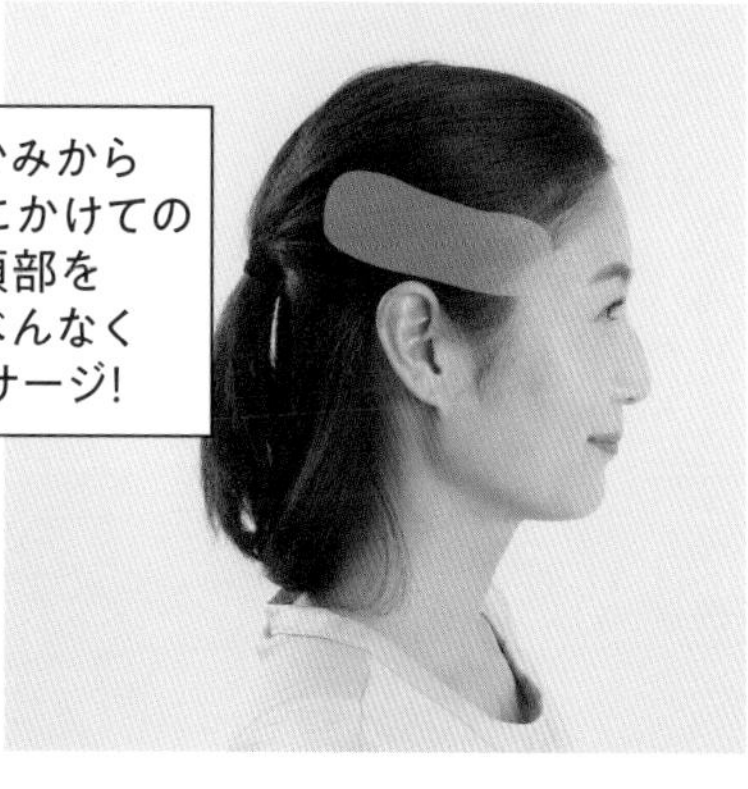
こめかみから後頭部にかけての側頭部をまんべんなくマッサージ!

3

緊張した顔の筋肉をゆるめる

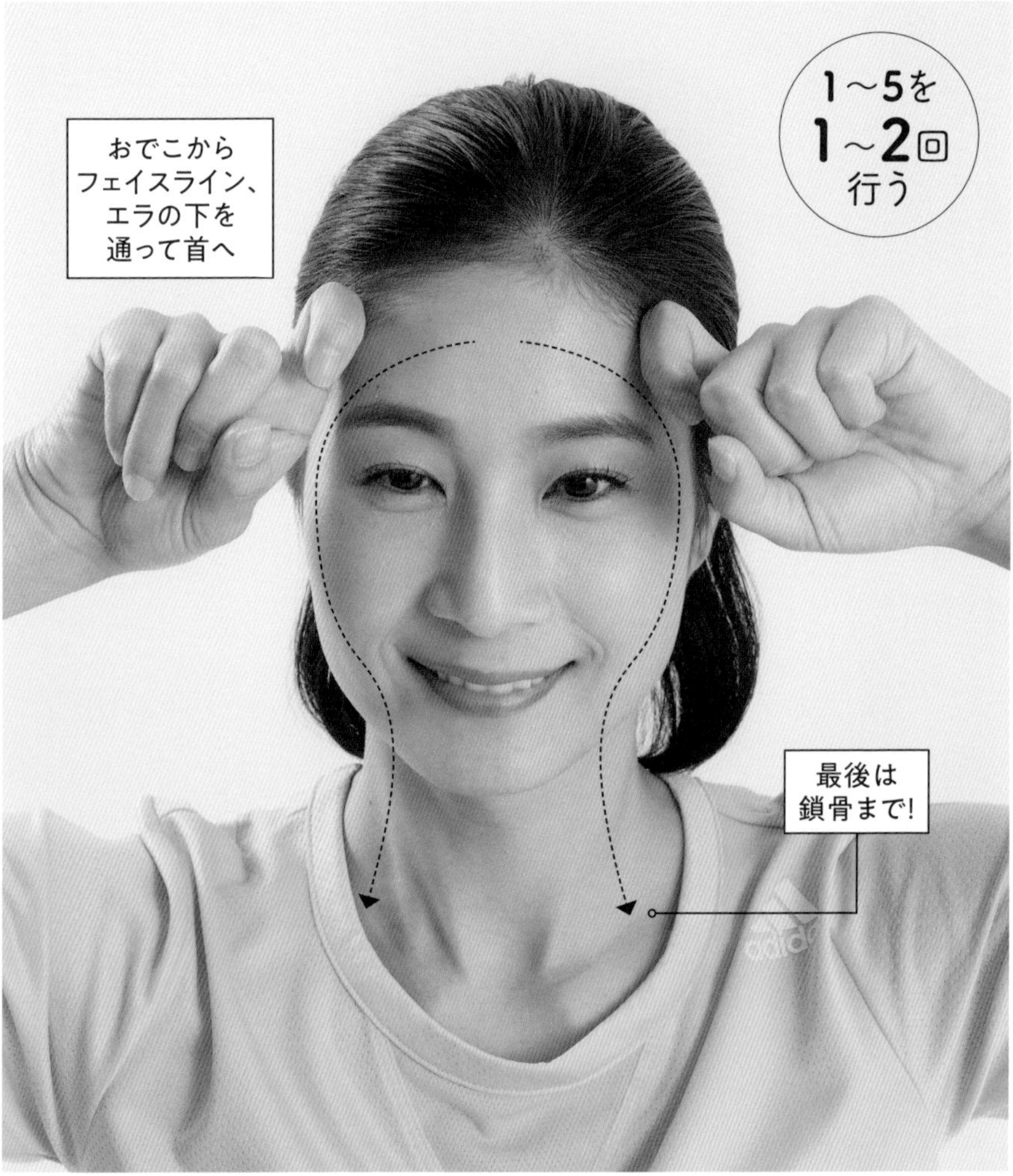

1～5を
1～2回
行う
おでこから
フェイスライン、
エラの下を
通って首へ
最後は
鎖骨まで!

1 おでこからスタート!

人差し指を丸め、第2関節の平らなところをおでこの中心に当て、おでこからフェイスライン、あごの下を通って首、鎖骨までなでおろす。おでこから鎖骨へ疲れを流し込むようなイメージで行おう。

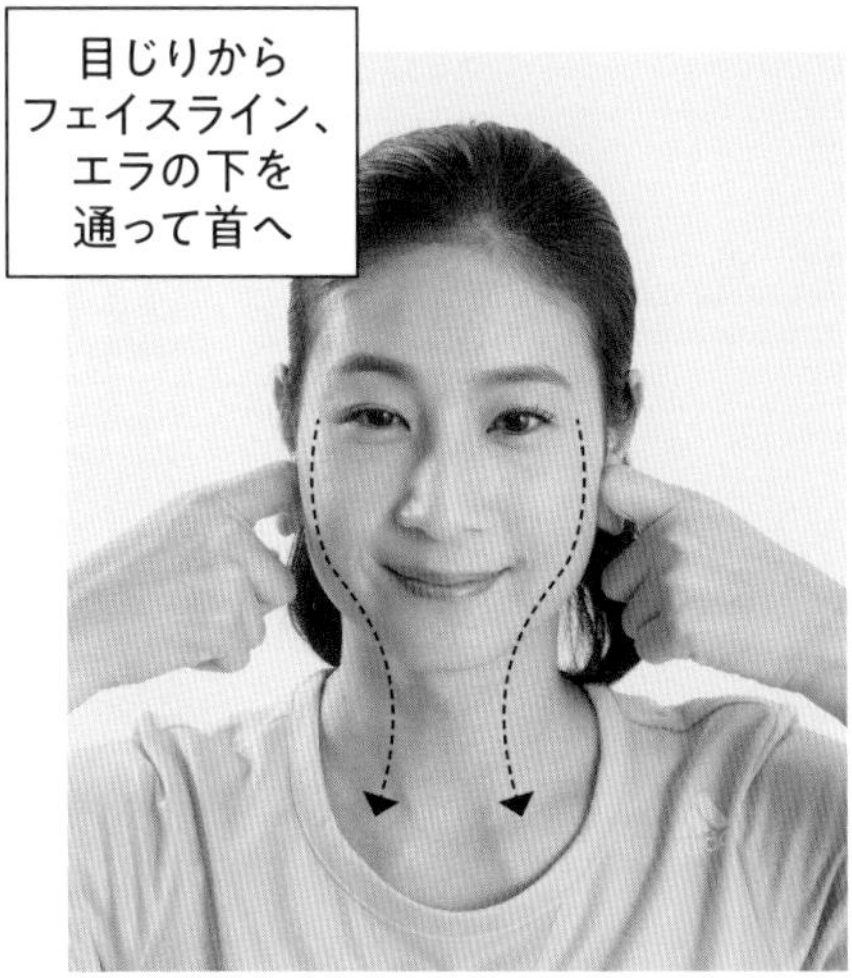
目じりから
フェイスライン、
エラの下を
通って首へ

2 目じりから

1と同じ要領で目じりからフェイスライン、アゴの下、首、鎖骨までをなでおろす。

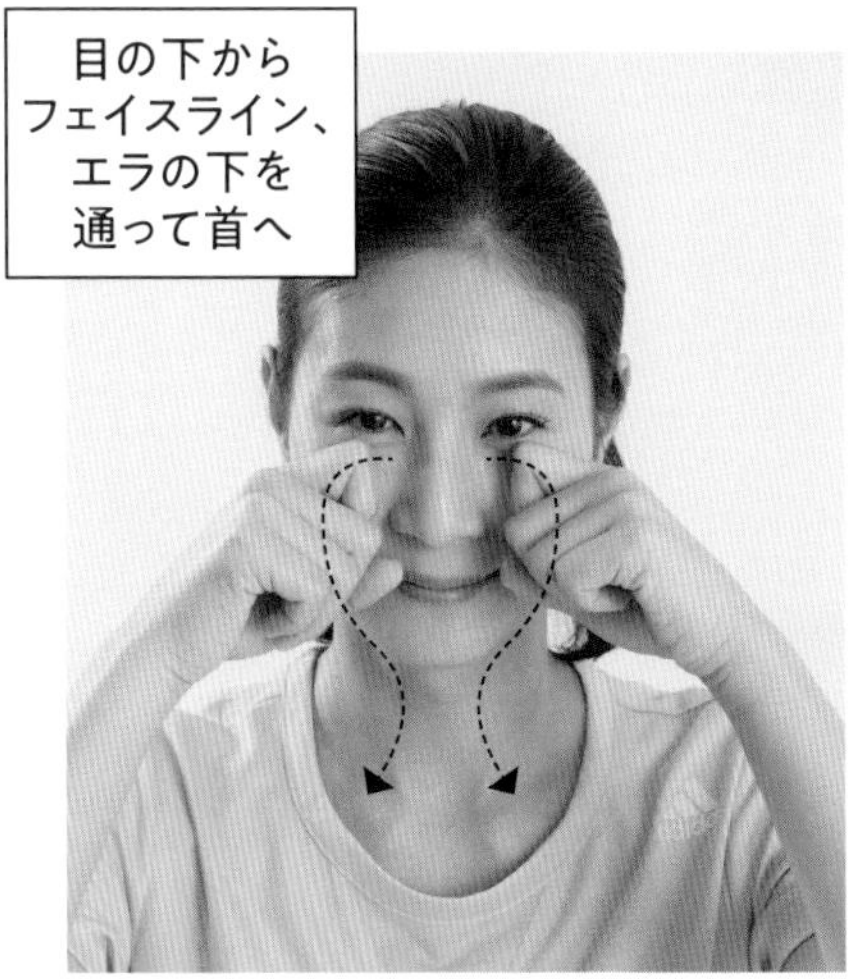
目の下から
フェイスライン、
エラの下を
通って首へ

3 目の下から

目の下から少し外側に開いて頬骨、口の脇を通ってアゴの下、首、鎖骨までをなでおろす。

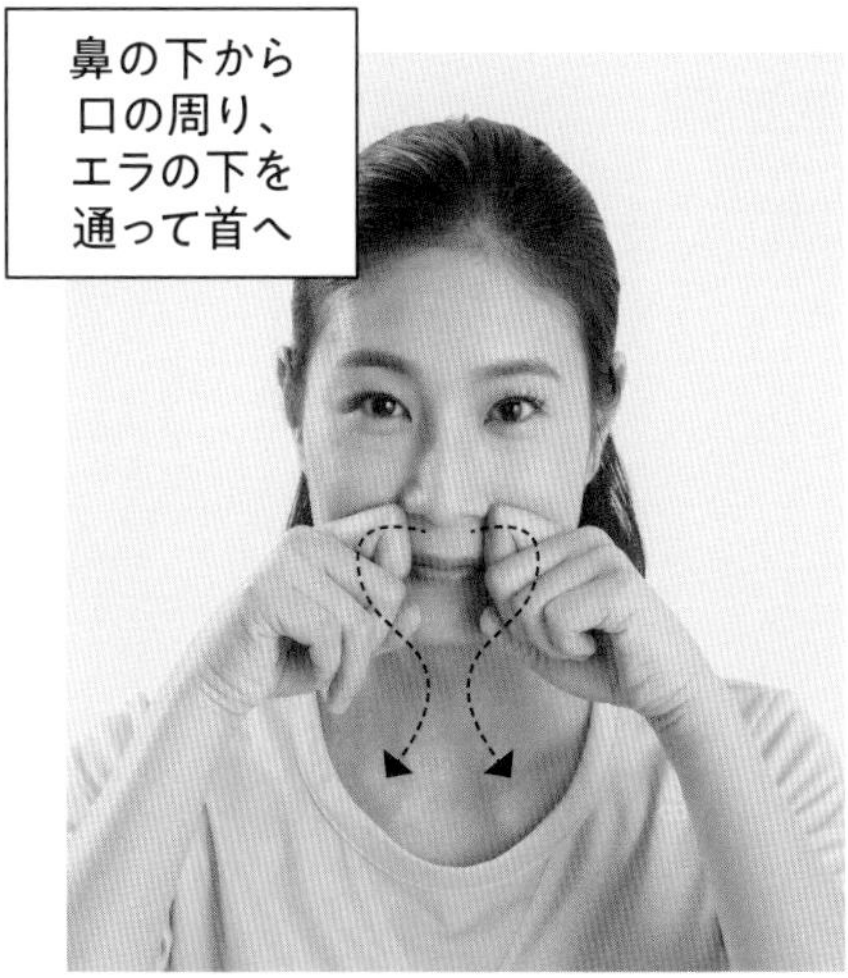
鼻の下から
口の周り、
エラの下を
通って首へ

4 鼻の下から

鼻の下から少し外側に開いて口の脇、アゴの下、首、鎖骨までをなでおろす。

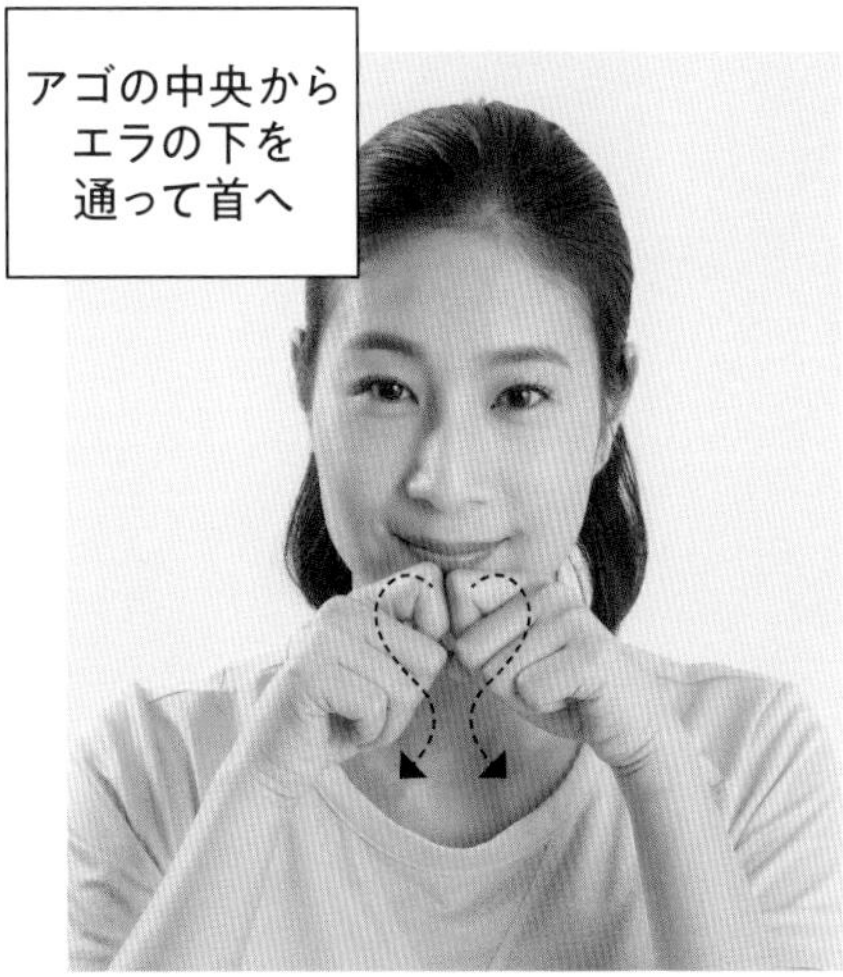
アゴの中央から
エラの下を
通って首へ

5 アゴから

アゴの中央から少し外側に開いてアゴの下、首、鎖骨までをなでおろす。

4

縮んだ 首の筋肉をゆるめる

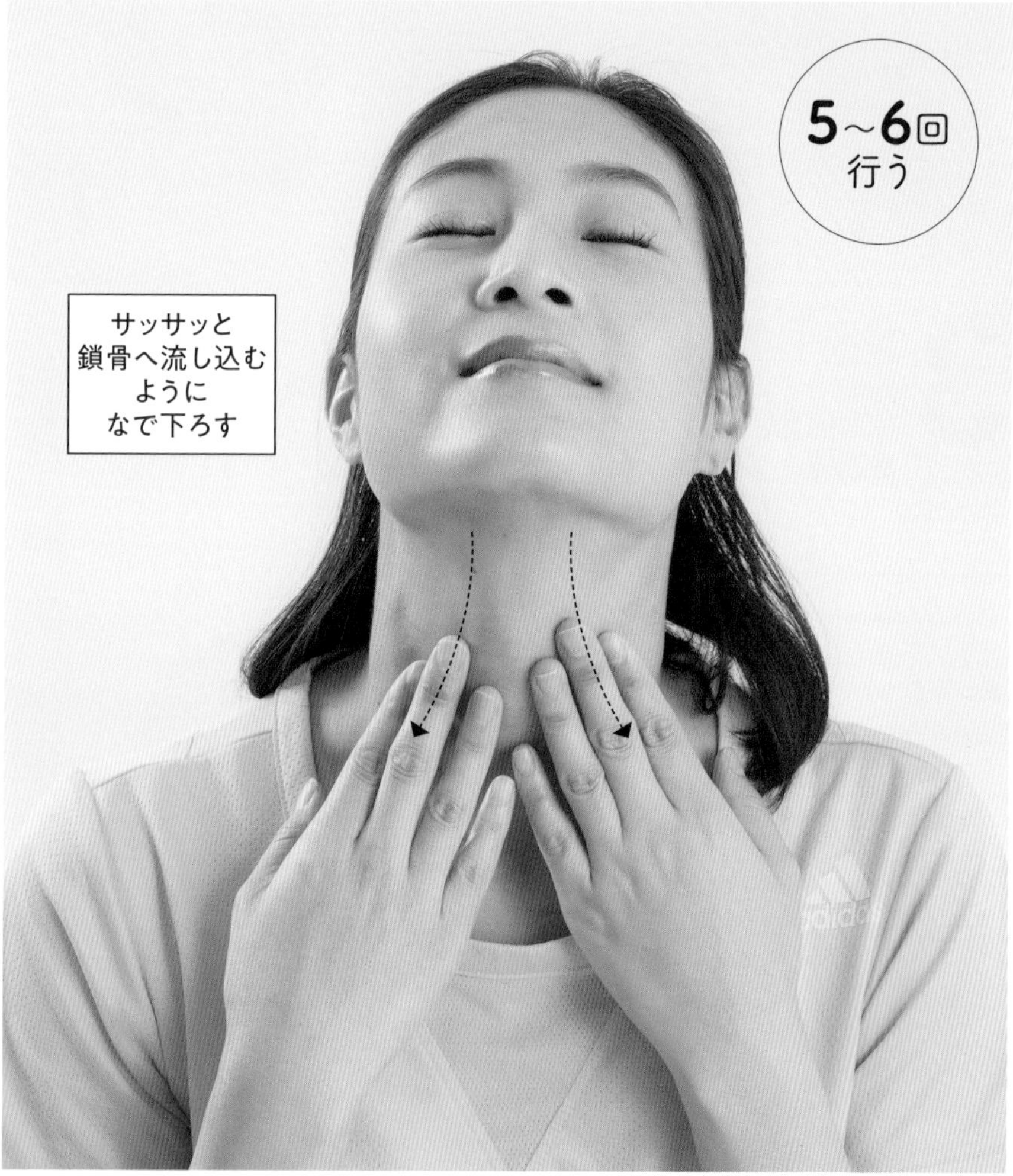
5〜6回
行う
サッサッと
鎖骨へ流し込む
ように
なで下ろす

指先で首をなでおろす

アゴの下から鎖骨までを両手の指先でサッサッとごく軽いタッチでなでおろす。鎖骨にすべての疲れを流し込むようなイメージで行おう。

第6章

のどの不快感に効く瞬トレ

何も詰まっていないのにのどに異物感や圧迫感がある——そんな不定愁訴に悩むことが、加齢に連れて増えてきます。それもまた、筋肉の老化が原因かもしれません。縮んだのど周りのストレッチをぜひ試してみてください。

のどの不快感に効かせるポイント

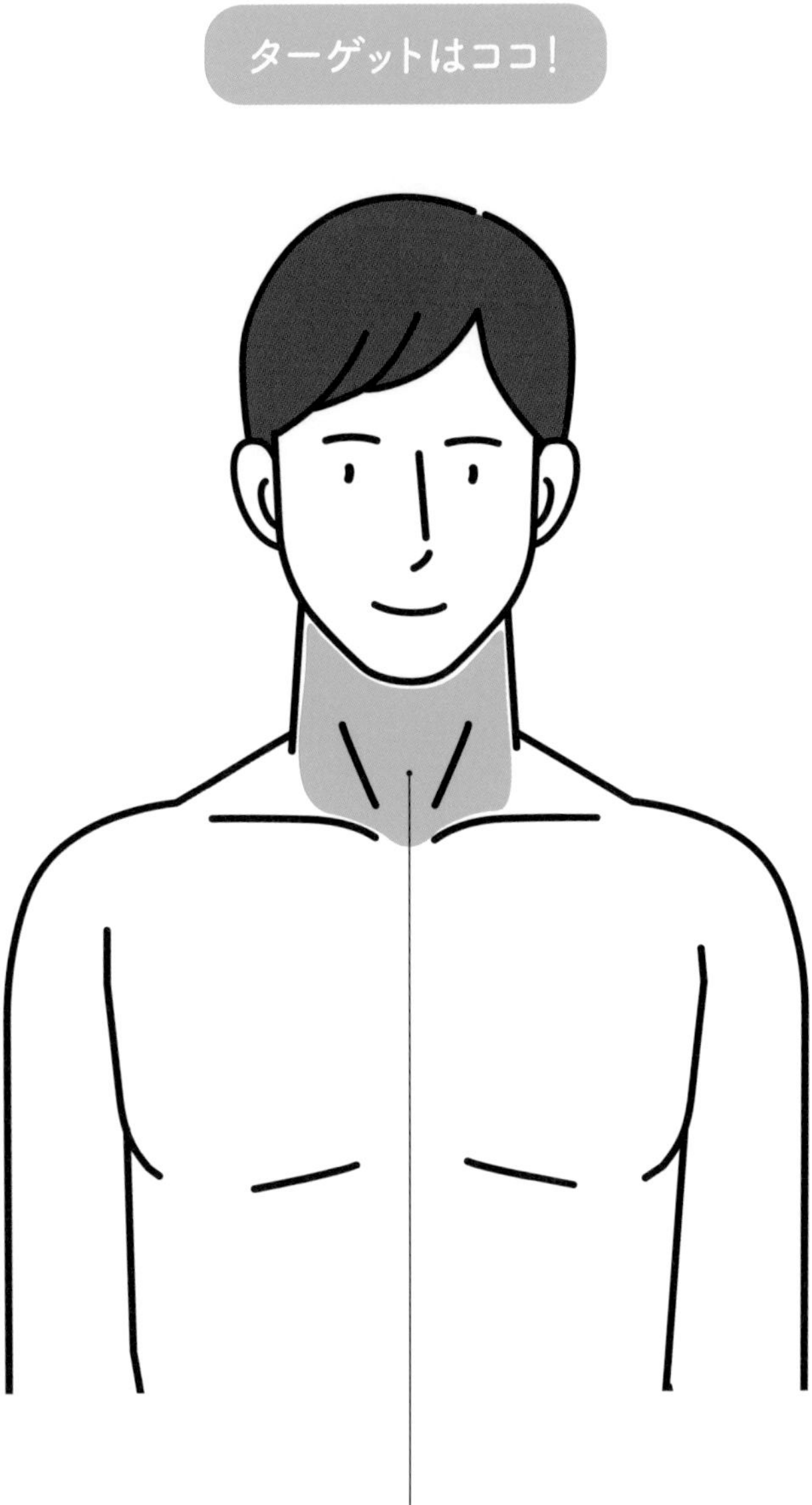

首から胸を伸ばす

猫背や首の前傾でつぶれ、過度に収縮したのどから胸にかけての筋肉がターゲット。あご下から鎖骨まで伸びる「舌骨筋」や首の両側にある「胸鎖乳突筋」の柔軟性を取り戻そう。

のどに詰まりや異物感、圧迫感などを感じる――こうしたのどの違和感は、中高年になるとよく起きるトラブルです。

耳鼻咽喉科で検査をしても、炎症やポリープといった異常もなく、原因が分からないケースも少なくありません。その場合は「咽喉頭異常感症」とか「ヒステリー球」とも呼ばれ、ストレスとの関連が疑われます。

検査で特に異常がない場合ののどの違和感には、次ページから紹介する、のどの周囲の緊張をとる瞬トレを試してみてください。**猫背になって首が前に倒れた姿勢が続くと、のども詰まりやすくなります。すると、のどの周囲の筋肉が過剰に収縮してしまい、詰まりや異物感の原因になることがあります。**胸からのどをストレッチして、硬くなってしまった、のどの周りの筋肉の柔軟性を取り戻しましょう。

また、ストレスで自律神経のバランスが悪くなることで、のどの過緊張を起こすことも。胸からのどの筋肉を伸ばすと同時に、深い呼吸を行うことで、自律神経のバランスも調整することが可能です。

縮んだ首から胸を伸ばす

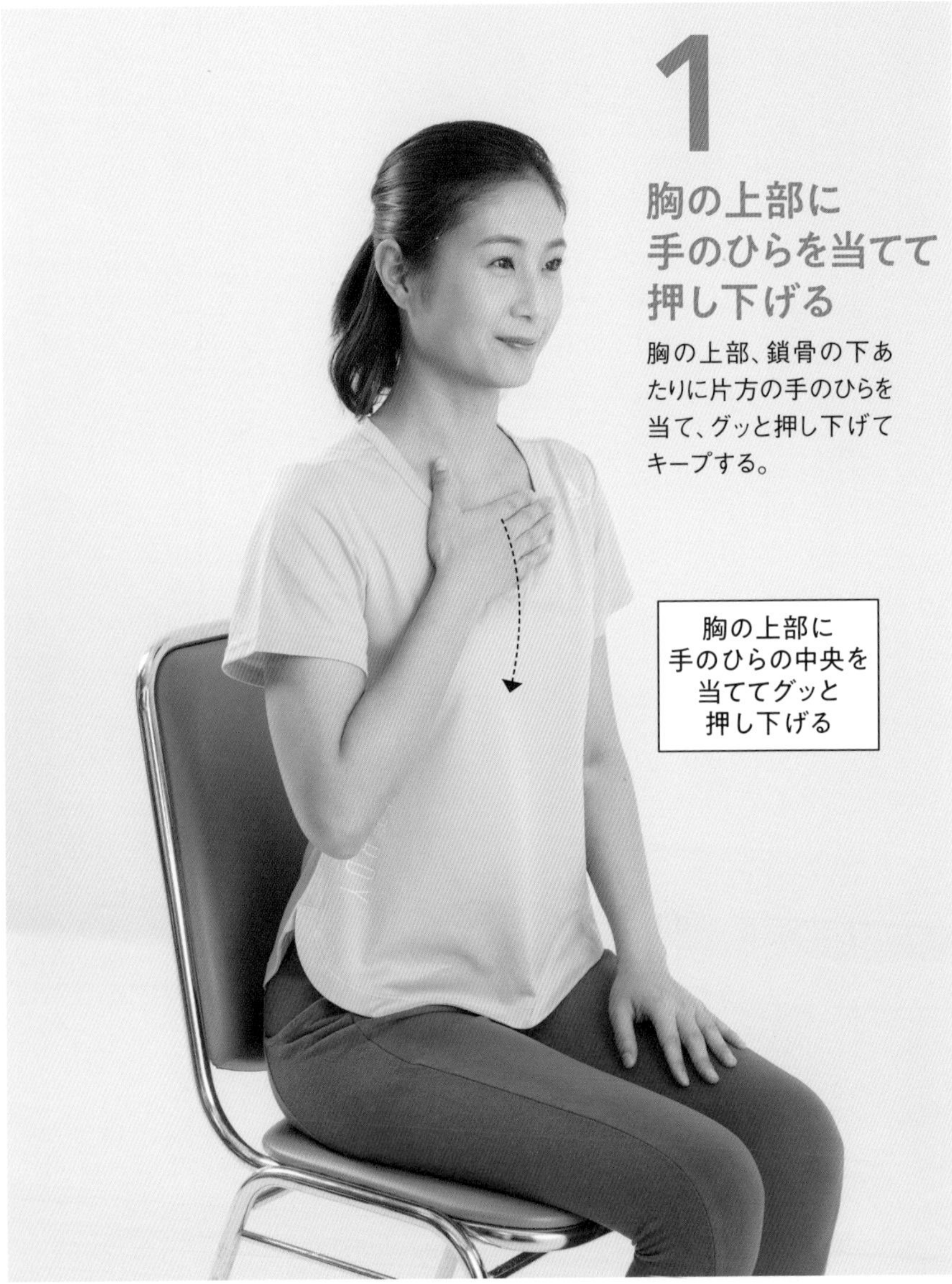
胸の上部に
手のひらの中央を
当ててグッと
押し下げる

1

胸の上部に手のひらを当てて押し下げる

胸の上部、鎖骨の下あたりに片方の手のひらを当て、グッと押し下げてキープする。

2

反対の手の先を アゴ下に当てて 押し上げる

反対の手の指先をあごに当て、ゆっくりと鼻から息を吐き出しながら、頭を真後ろに倒す。のどから胸がじっくり伸びていることを意識する。そのまま3回、鼻呼吸をしたらゆっくりともとに戻す。

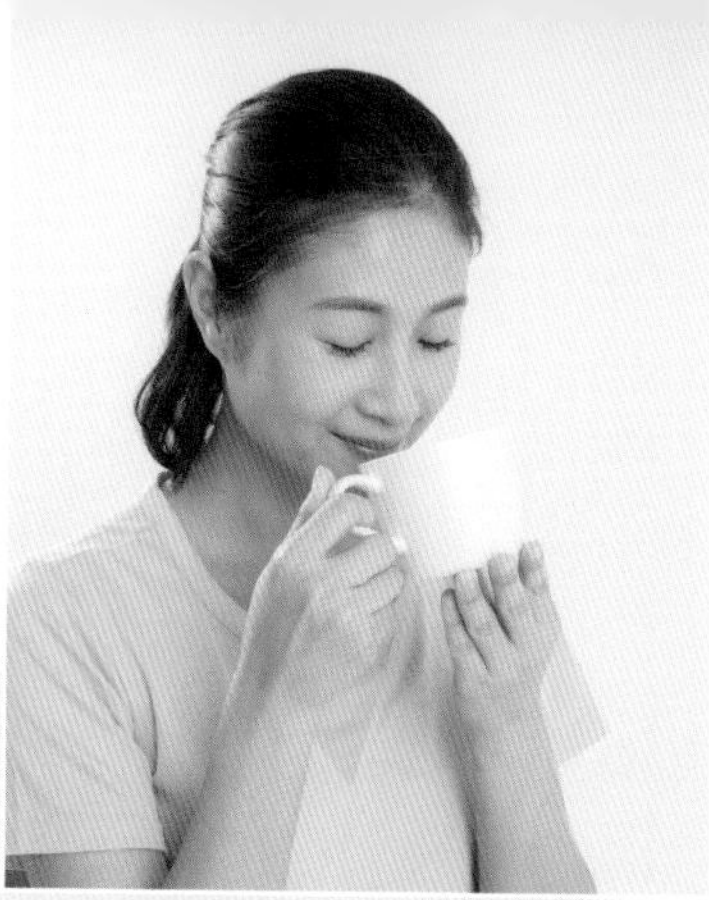

ストレッチ前に白湯を飲むと、のどのつまりやカサカサ感が和らぐのでさらに効果的。

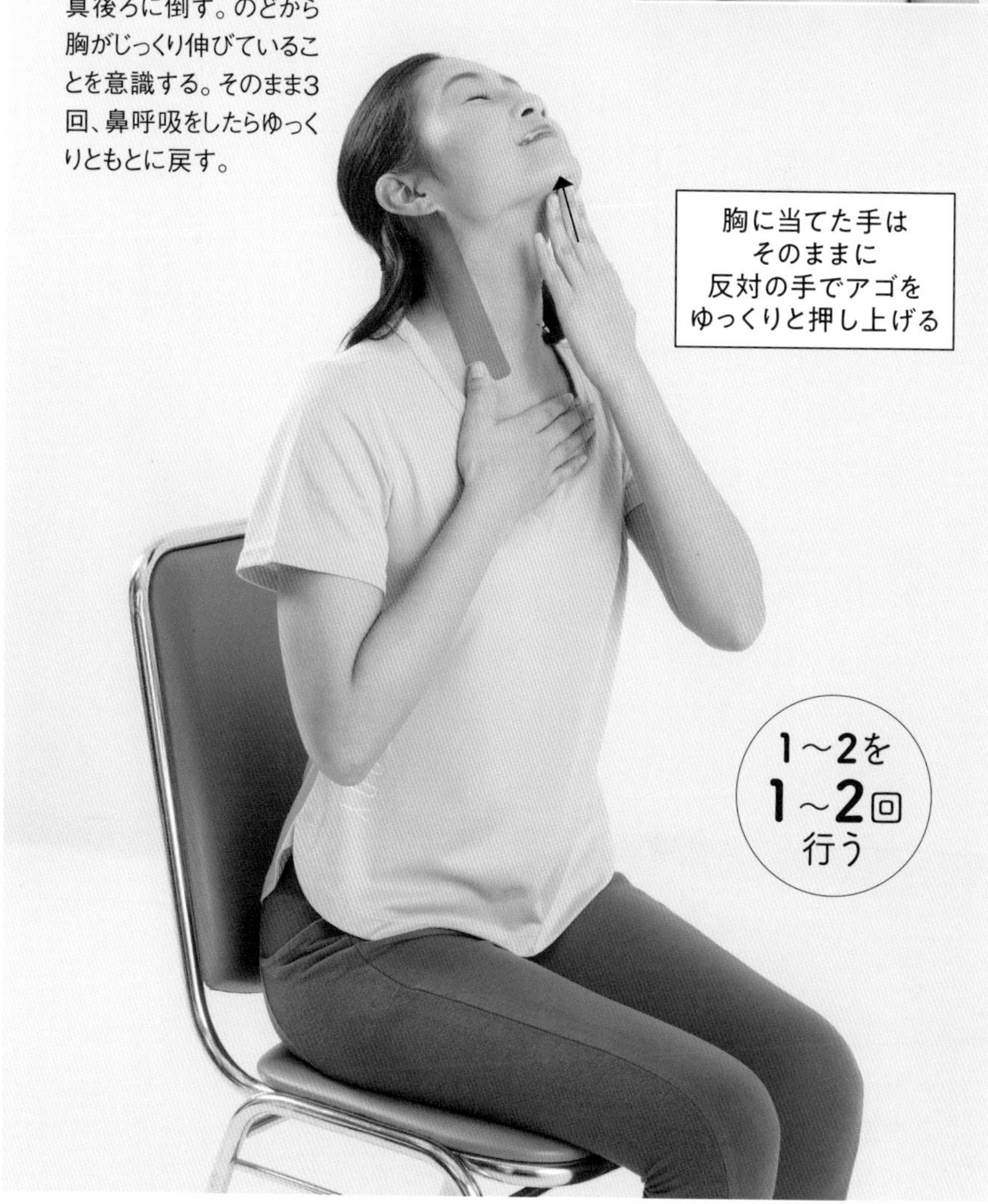

胸に当てた手は
そのままに
反対の手でアゴを
ゆっくりと押し上げる

1～2を
1～2回
行う

コラム
5

筋肉が目覚める!
バチバチ呼び覚まし体操

水泳の大会を観覧しているとき、選手がスタート前に自分の体をバシバシと叩いているのを見たことがあると思います。あれは「叩くと力が出る」と考えられていることから行われている「呼び起こし」というもの。バシバシと叩くことで皮膚温度が上がったり、叩いたところに意識が集中できたり、心理的にも高まりが得られるといった効果が得られます。要は、体に「動け!」と強制的に命令を入れるわけです。

実際に、タッピングに対するトレーニング効果への影響を研究する大学もあると聞きます。

私は一般の方にも、この呼び起こしをどんどん活用することをおすすめしています。「どうも今日は動く気力が出ない」「ウォーキングをサボりたいなあ…」というときに、体全体をバチバチと叩いてみてください。体に力が入りやすくなったり、動く気力がわいてきます。

朝、仕事をスタートするときや、運動をする前に行うと、良いスタートが切れるでしょう。

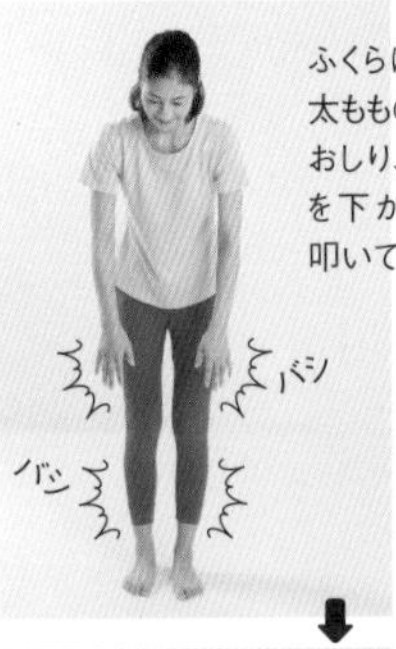

ふくらはぎから太ももの前後、おしり、腰までを下から上に叩いていく

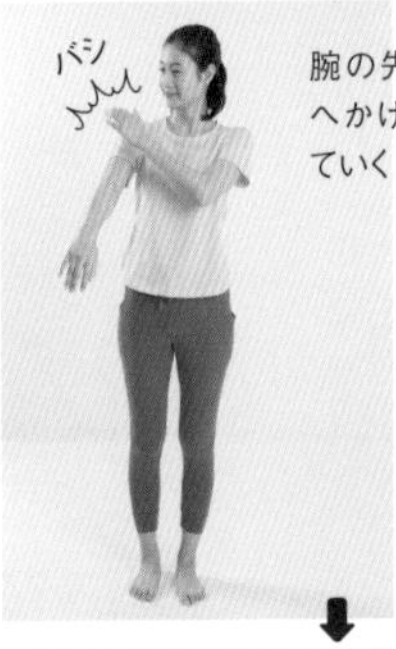

腕の先から肩へかけて叩いていく

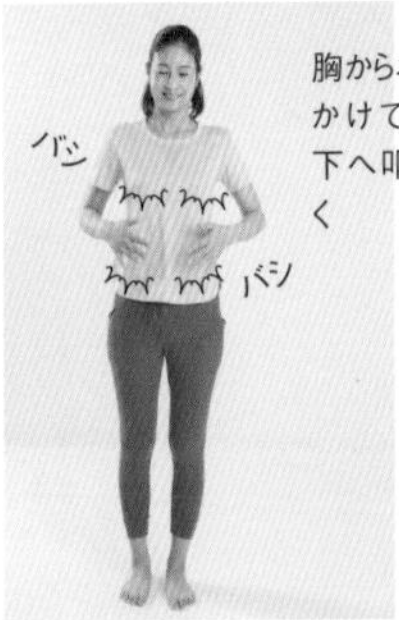

胸からおなかにかけて上から下へ叩いていく

第7章

猫背が治る瞬トレ

見た目がグンと老けて見えたり、腰や肩に負担をかけたり…。万病の元ともいえる、猫背を解消することで、見た目の若々しさと軽やかに動く体を取り戻せるはず。実際やってみると気持ちの良いストレッチなので、ぜひお試しを。

猫背に効かせるポイント

ターゲットはココ!

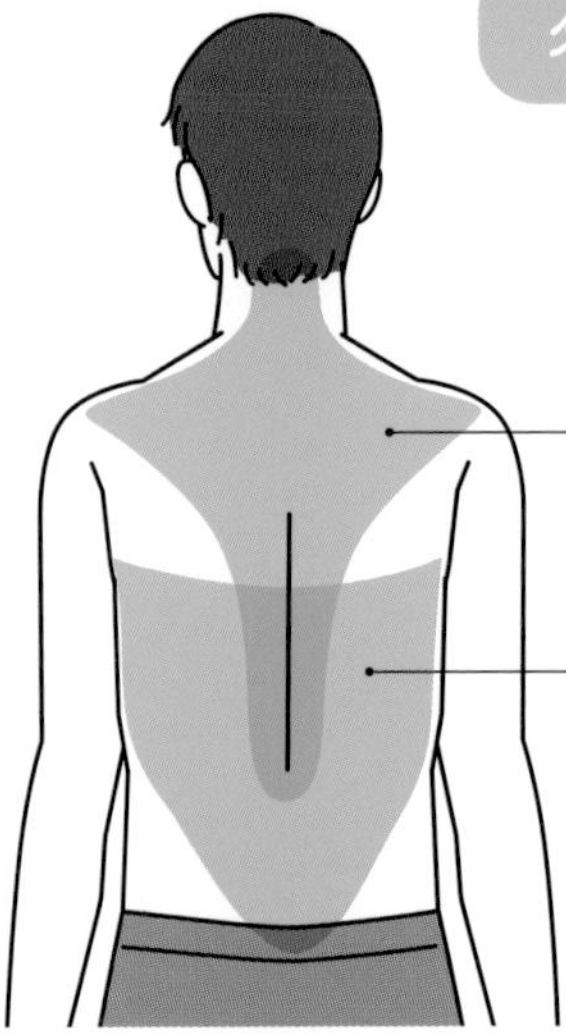

1 背中周りを締める

背部の最も大きな筋肉「広背筋」、うなじから背骨に沿っての深部にある「僧帽筋」は、猫背の姿勢が常態化すると、伸び切ってしまう。しっかり引き締めることが必須。

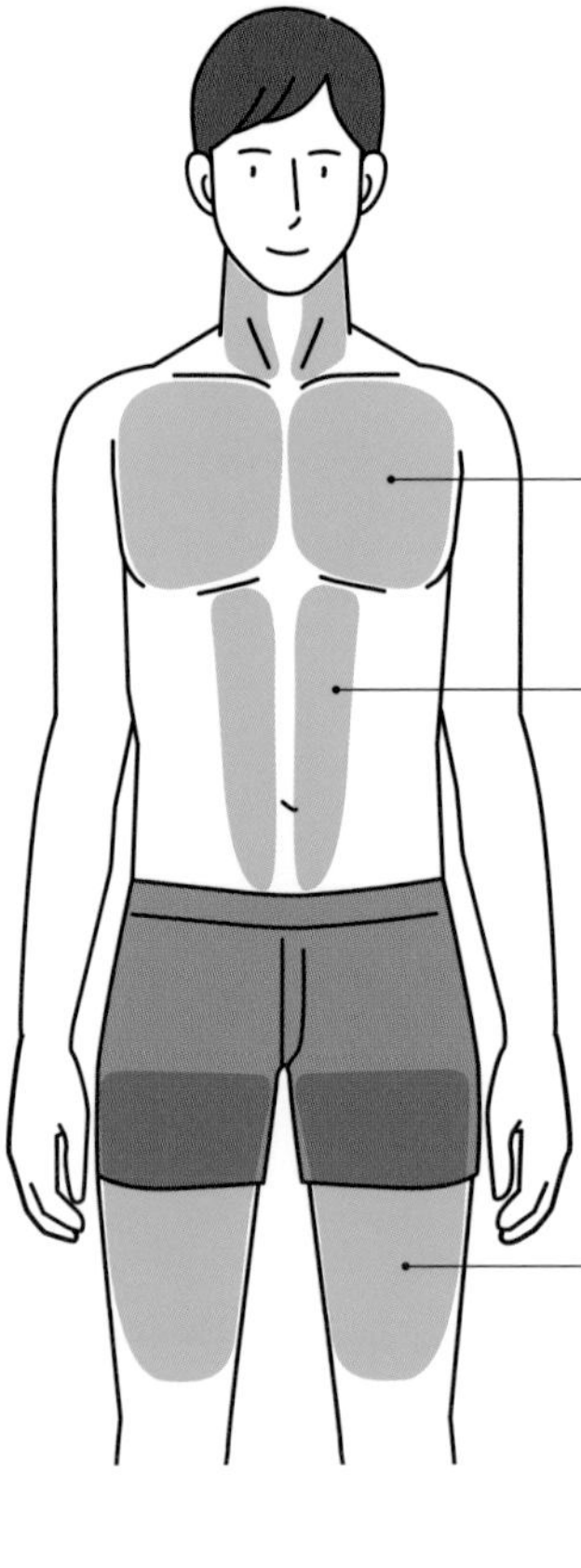

2 体の前面を伸ばす

肩が猫背で丸まると、胸、おなかが縮んでしまい、肩や背中をさらに引っ張って猫背を悪化させる。ストレッチでしっかり伸ばしていこう。

26ページの肩こりでも解説したとおり、体の前側と後ろ側は連動しています。背中が丸まった猫背の姿勢が慢性化することで、体の前面にある胸とおなかの筋肉は縮み、後ろ側の背中の筋肉は常に引っ張られて伸び切ってしまいます。

そのため、**猫背を改善する瞬トレは、体の前面を伸ばし、背中を引き締める、というシンプルなもの**になります。

肩こりでも同じプロセスでしたが、ここでは体の前面の広範囲――のどからひざまでを小さな動きで、一度に、効率よくストレッチする方法をご紹介します。

一方、背中は最も大きな筋肉である「広背筋」が主なターゲットになります。広背筋はあまり動かす機会が少なく、猫背で伸び切った状態で放置されがち。それが続くと、その下にある肩甲骨の動きも悪くなってしまいます。肩甲骨は腕の動きと関与しているため、腕が上がらなくなったりといった弊害も現れやすくなります。しっかり動かして血流をよくすることで、覚醒させていきましょう。

1

用意するもの
マット

伸び切った 背中周りを締める

1

よつんばいの姿勢をとる

手のひら、ひざは腰幅に開いてよつんばいに。手は顔よりもやや前方へ置く。

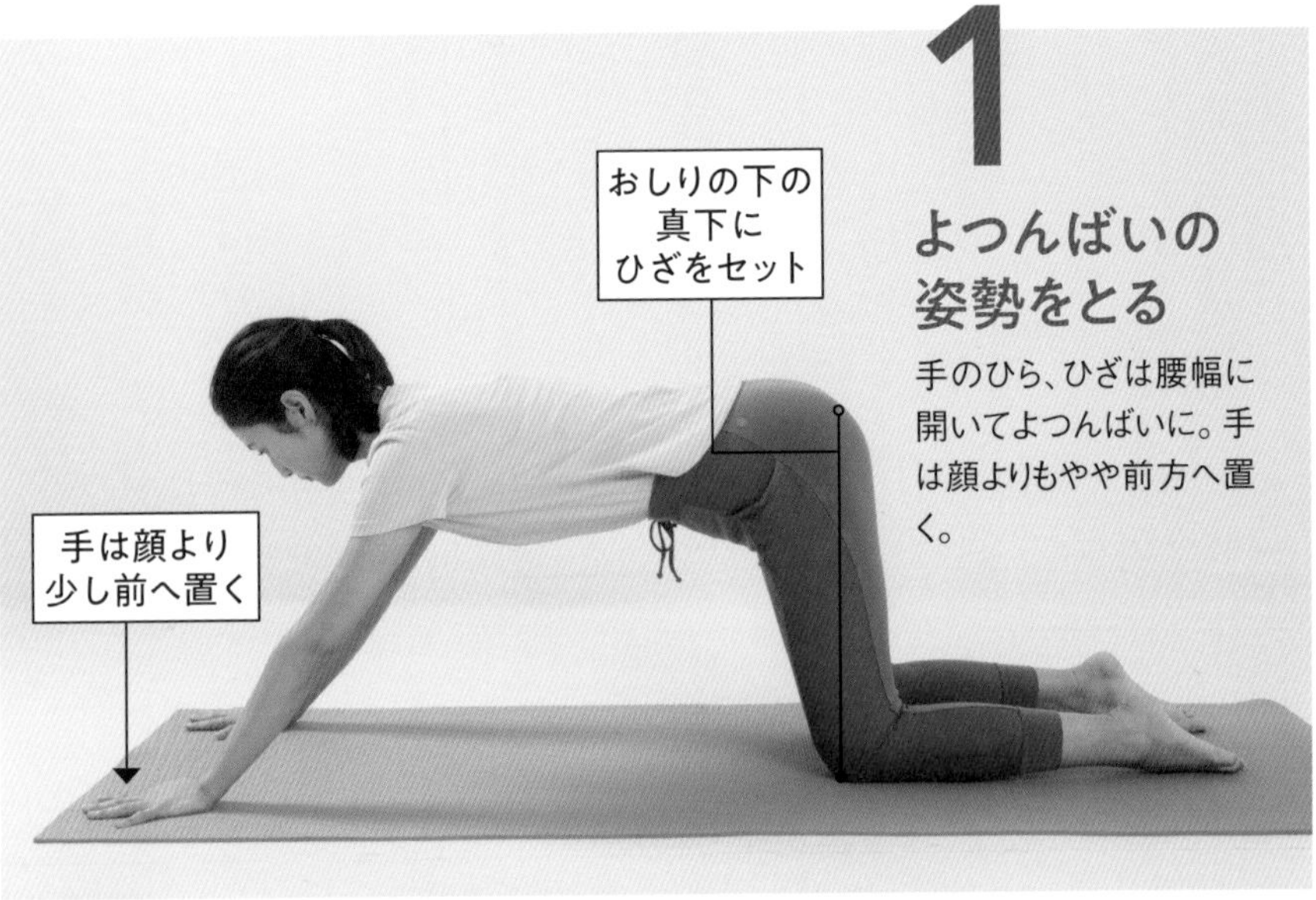

おしりの下の
真下に
ひざをセット
手は顔より
少し前へ置く

2

おしりを後ろへ引き 顔と胸を床へ近づける

30秒 ×3回

ゆっくりとおしりを後ろへ引き、顔と胸をできるだけ床へ近づける。このとき、おしりが下がらないように注意。30秒キープして1の姿勢に戻る。3回繰り返し。

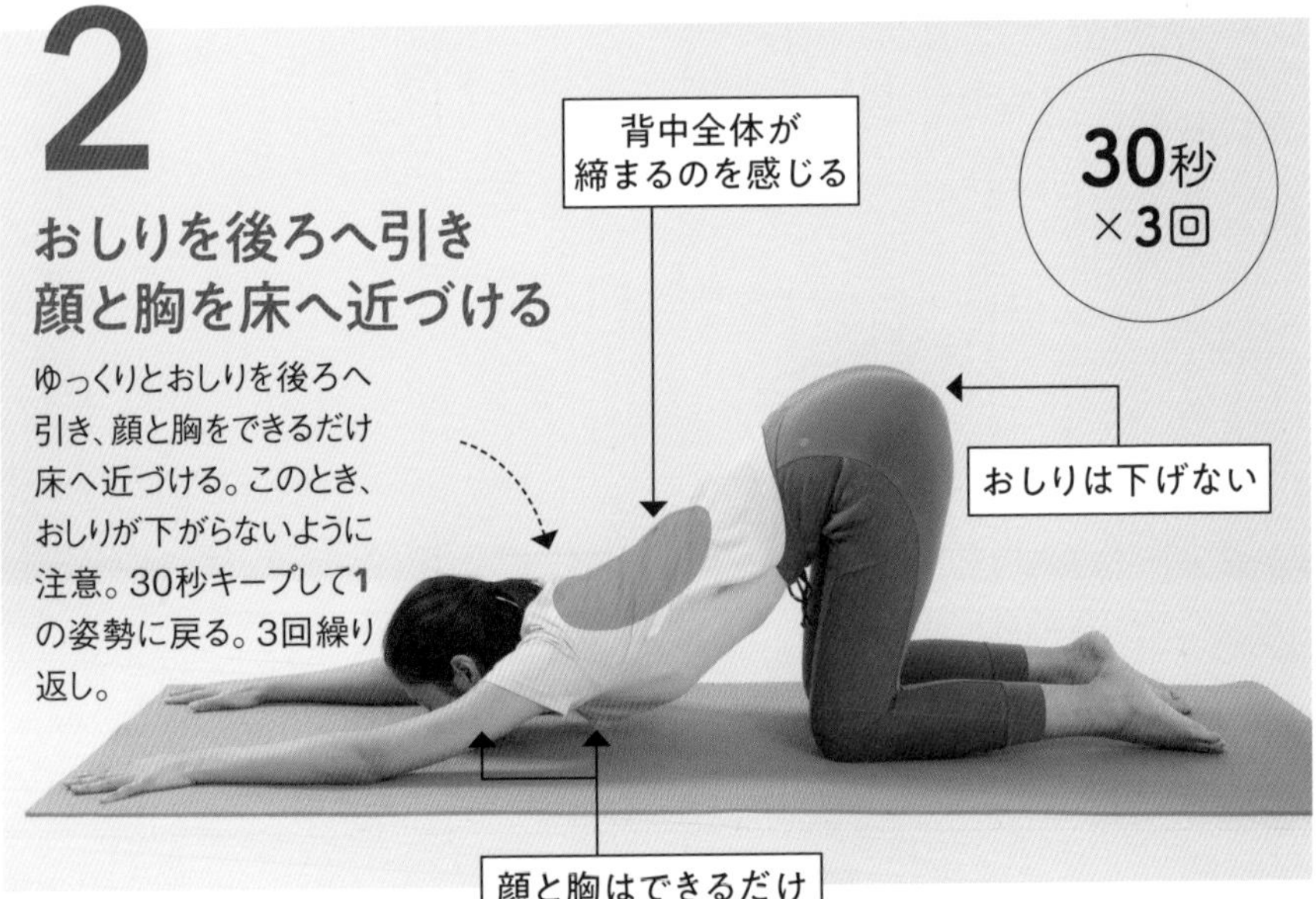

背中全体が
締まるのを感じる
おしりは下げない
顔と胸はできるだけ
床へ近づける

2

用意するもの
マット

縮んだ体の前面を伸ばす

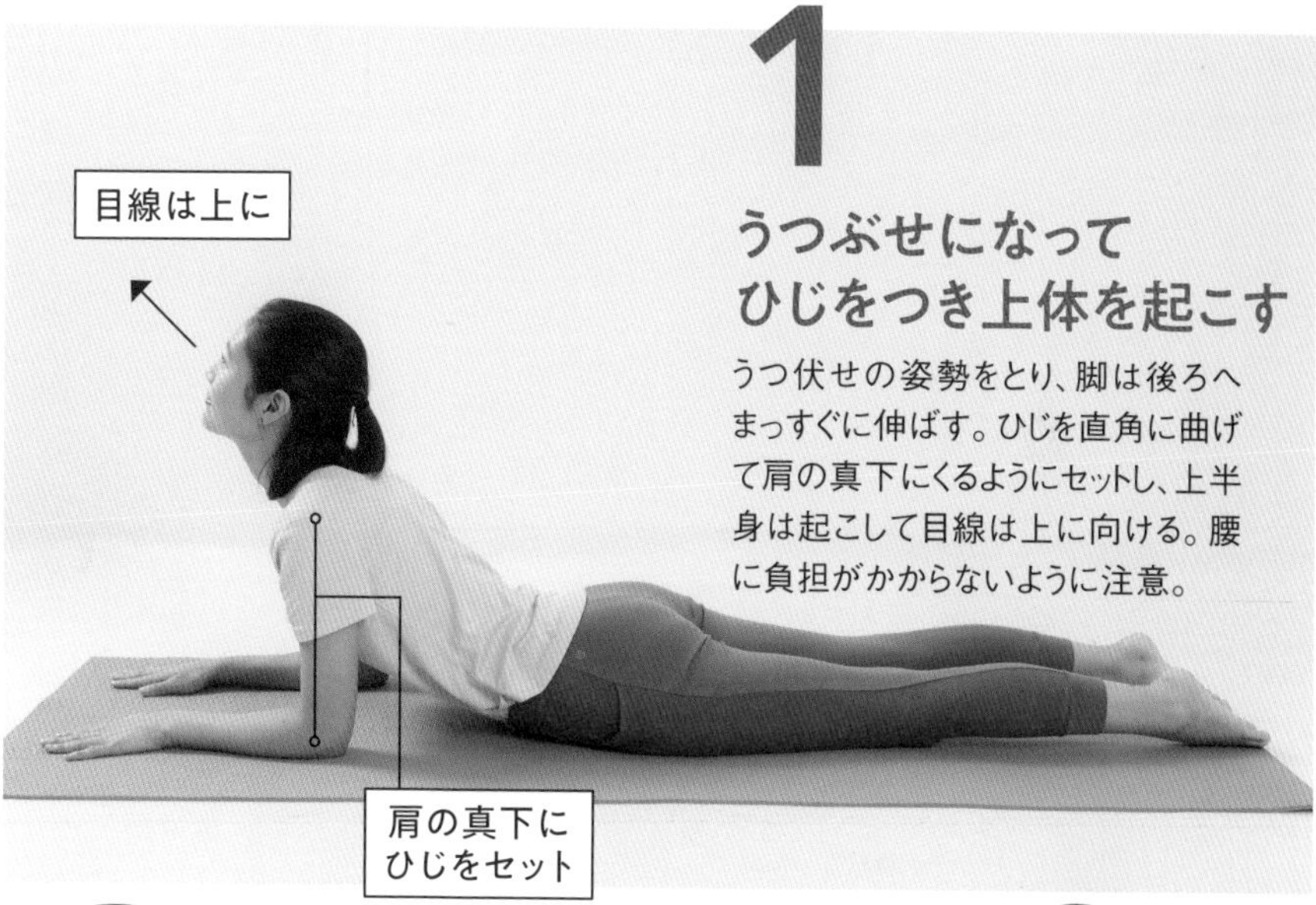
目線は上に
肩の真下に
ひじをセット

1 うつぶせになって ひじをつき上体を起こす

うつ伏せの姿勢をとり、脚は後ろへまっすぐに伸ばす。ひじを直角に曲げて肩の真下にくるようにセットし、上半身は起こして目線は上に向ける。腰に負担がかからないように注意。

1〜2を
5回
繰り返す

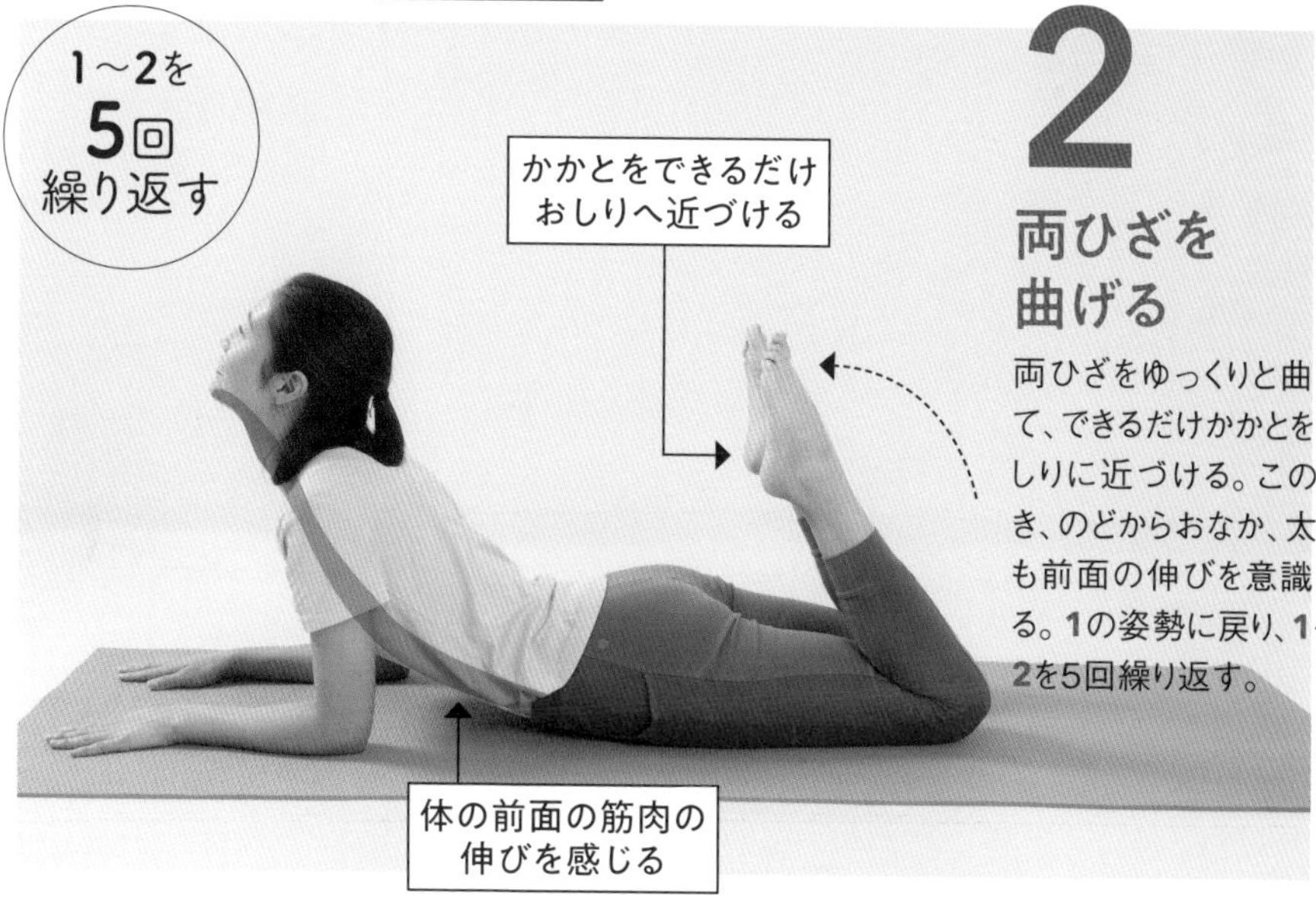
かかとをできるだけ
おしりへ近づける
体の前面の筋肉の
伸びを感じる

2 両ひざを 曲げる

両ひざをゆっくりと曲げて、できるだけかかとをおしりに近づける。このとき、のどからおなか、太もも前面の伸びを意識する。1の姿勢に戻り、1〜2を5回繰り返す。

コラム
6

用意するもの
椅子

血圧がグーンと下がる!
降圧体操

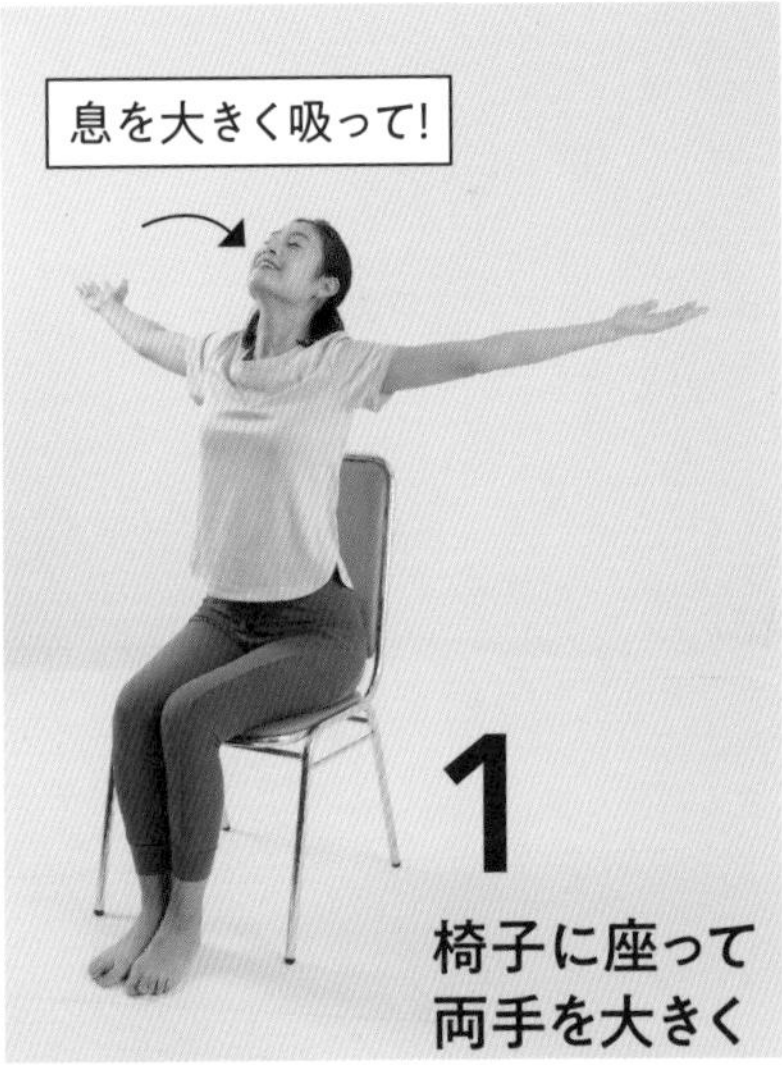
息を大きく吸って!

1
椅子に座って
両手を大きく
広げて胸を開く

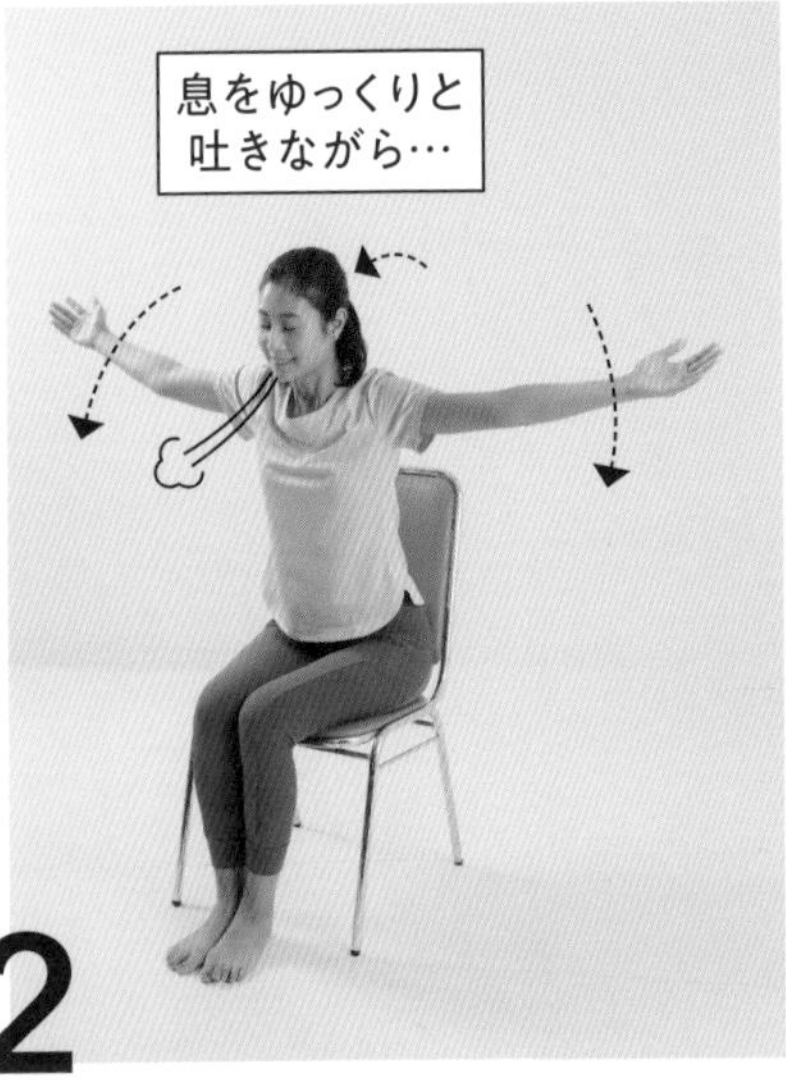
息をゆっくりと
吐きながら…

2
両手を閉じながら
ゆっくりと上体を
前へ倒していく

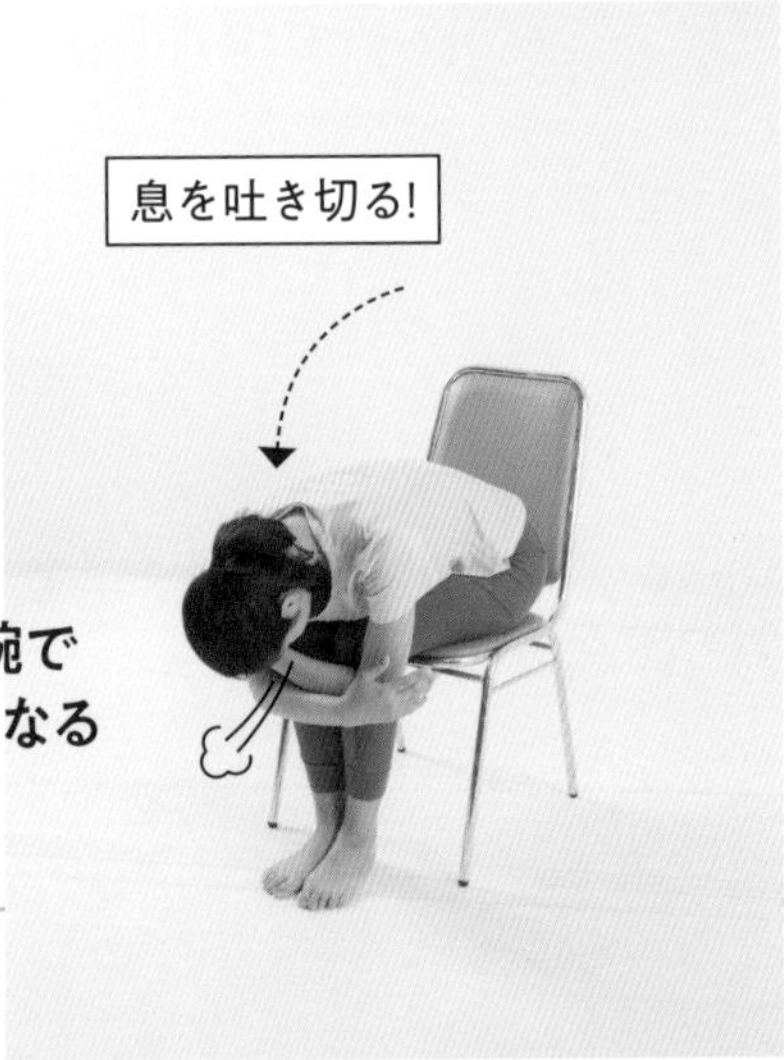
息を吐き切る!

3
両ひざを両腕で
抱えて小さくなる

深呼吸
ストレッチ

1日15回
を3～4セット

ここでは、高血圧が気になる人のために血圧を下げる効果がある体操をご紹介しましょう。右ページの「深呼吸ストレッチ」は血圧を落ち着ける効果があります。下と次ページの「椅子スクワット」「開脚椅子スクワット」は、人体最大の筋肉がある脚をしっかり動かすことで、血液を運ぶポンプ役としての筋肉の働きを高め、加齢で硬くなった血管をしっかり収縮して柔軟性を取り戻し、血圧を下げてくれるでしょう。

1

背を伸ばして椅子に座る

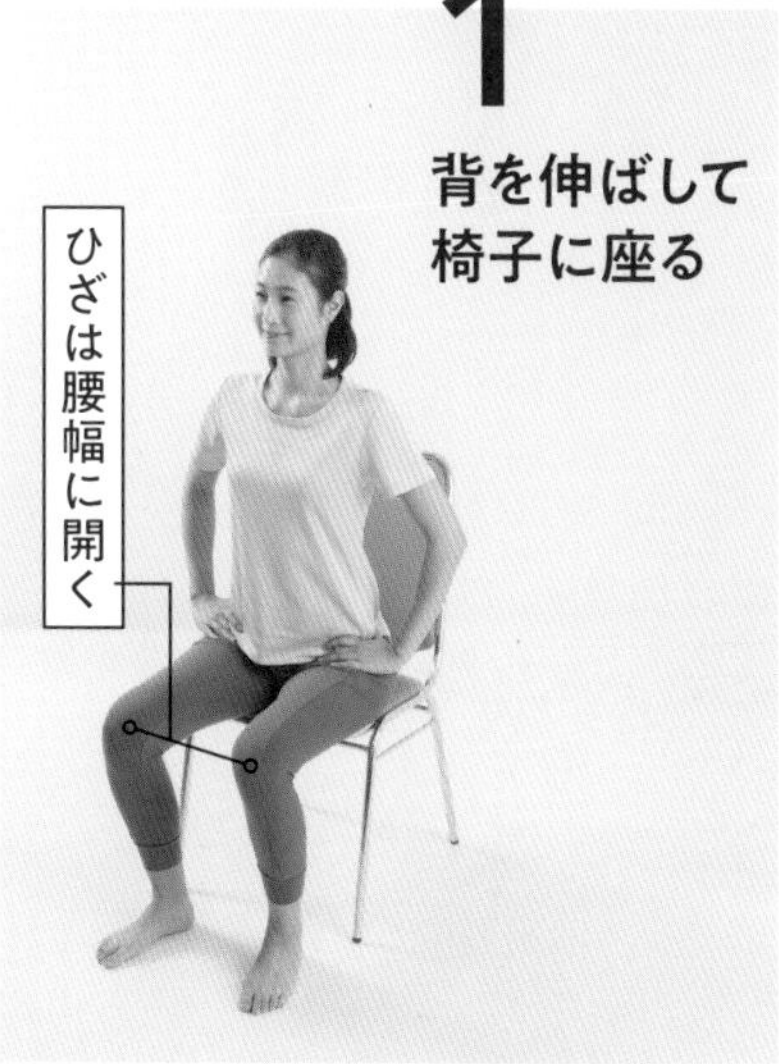
ひざは腰幅に開く

2

背は伸ばしたまま ゆっくりと立ち上がる

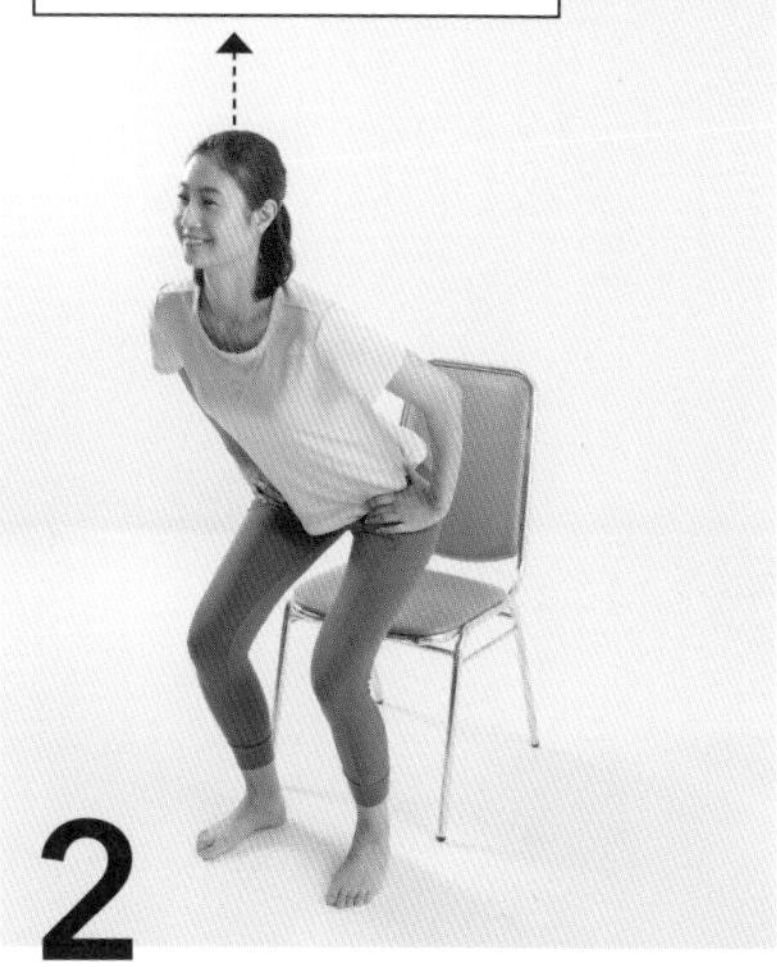
頭は上から吊られている意識で下げない!

3

最後まで 背中を伸ばして しっかり立つ

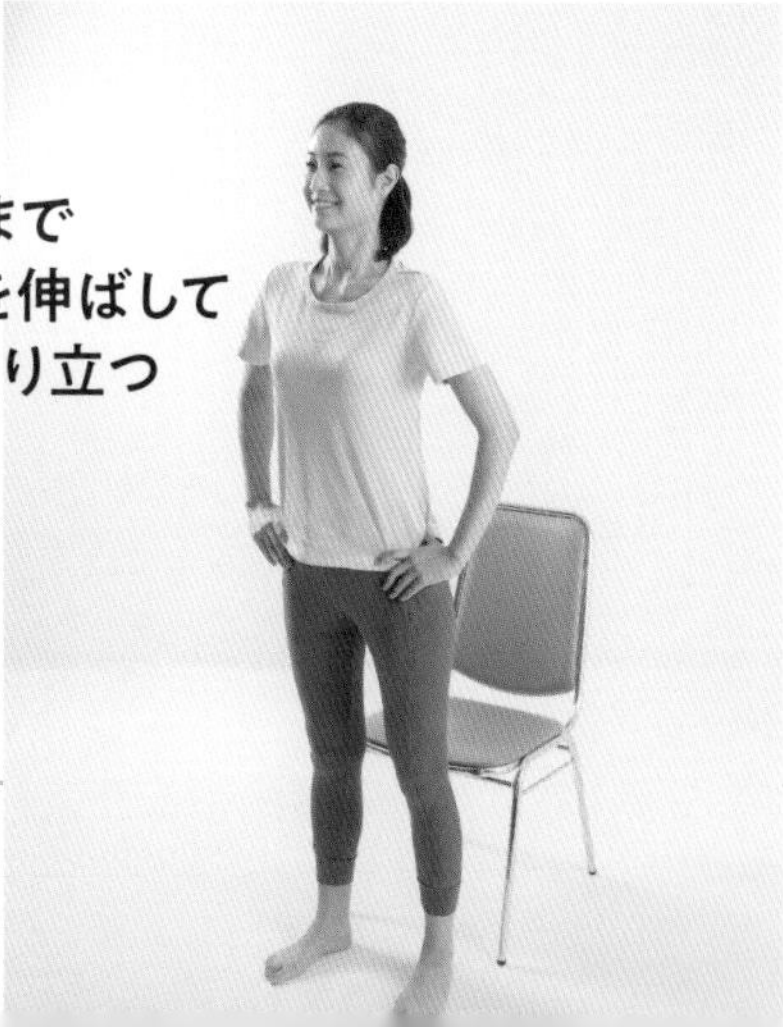

椅子スクワット

1日20回 を2〜3セット

開脚椅子
スクワット

1日20回
を2～3セット

1
**背中を伸ばして
椅子に座る**

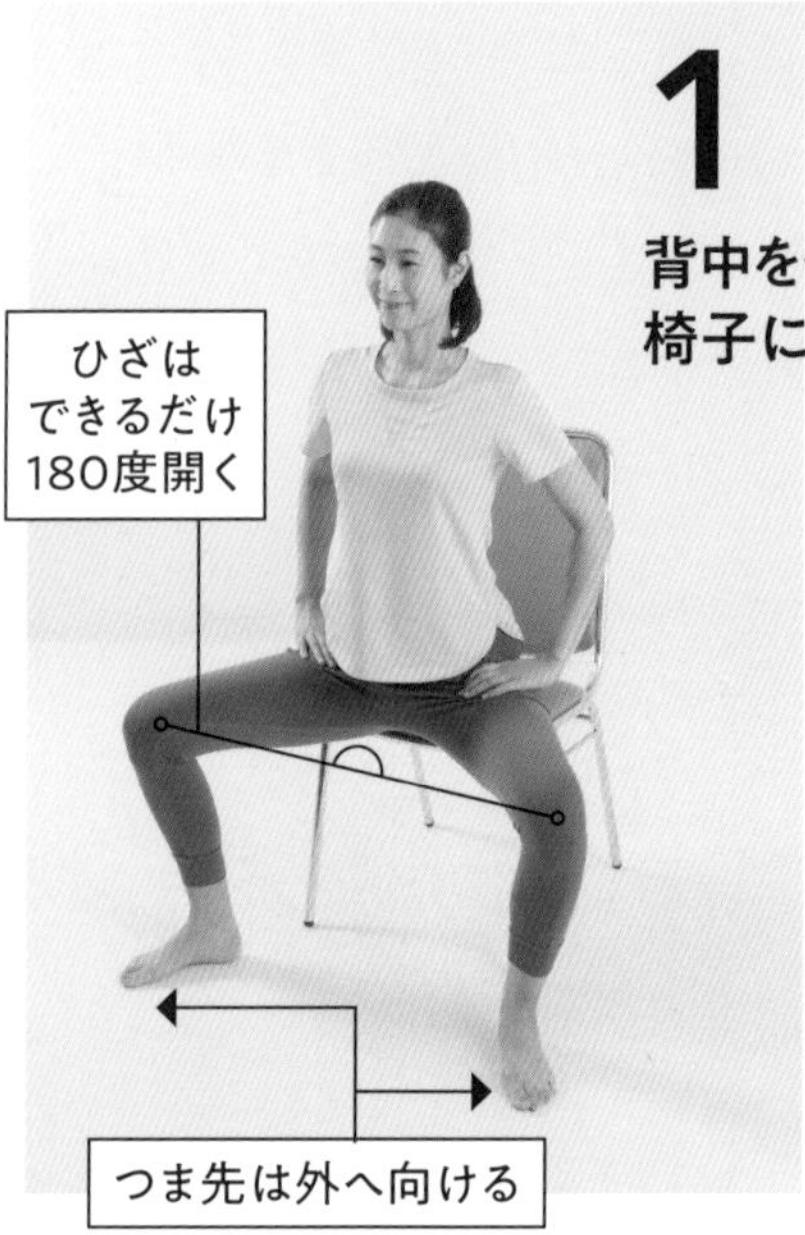
ひざは
できるだけ
180度開く
つま先は外へ向ける

2
**背中を伸ばしたまま
ゆっくりと立ち上がる**

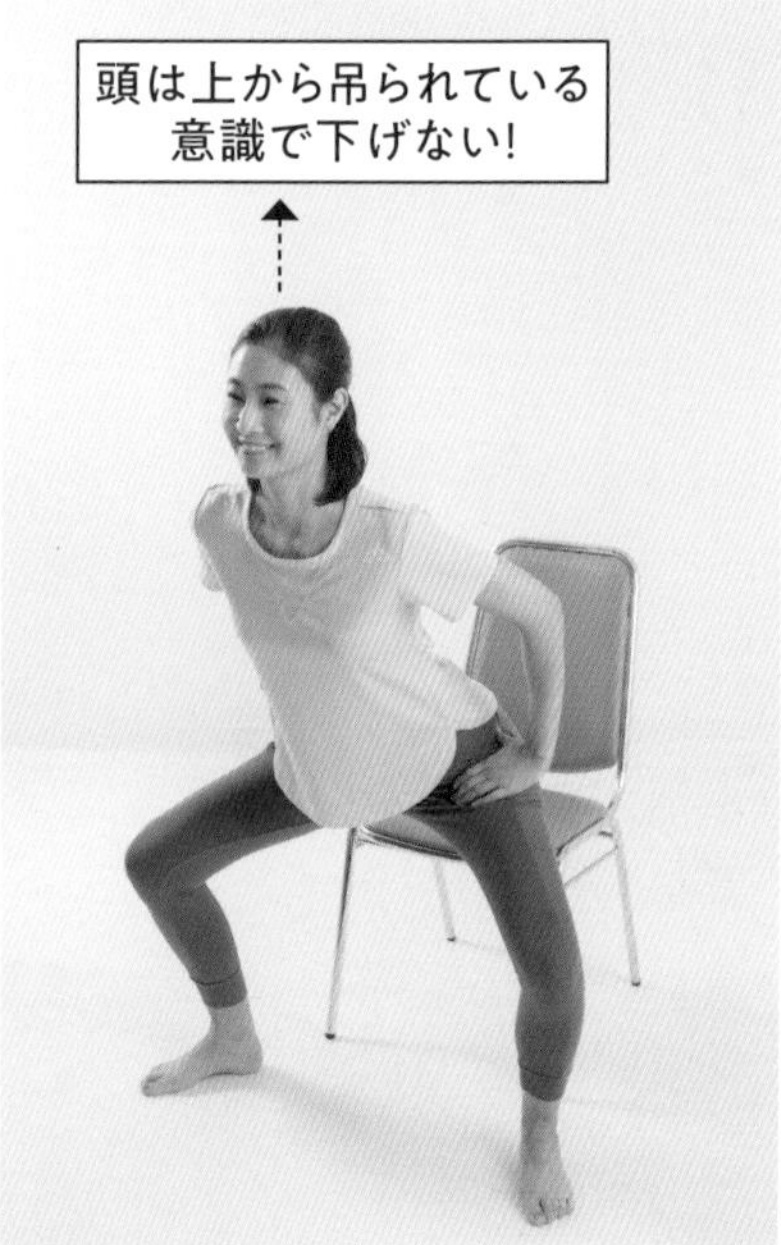
頭は上から吊られている
意識で下げない!

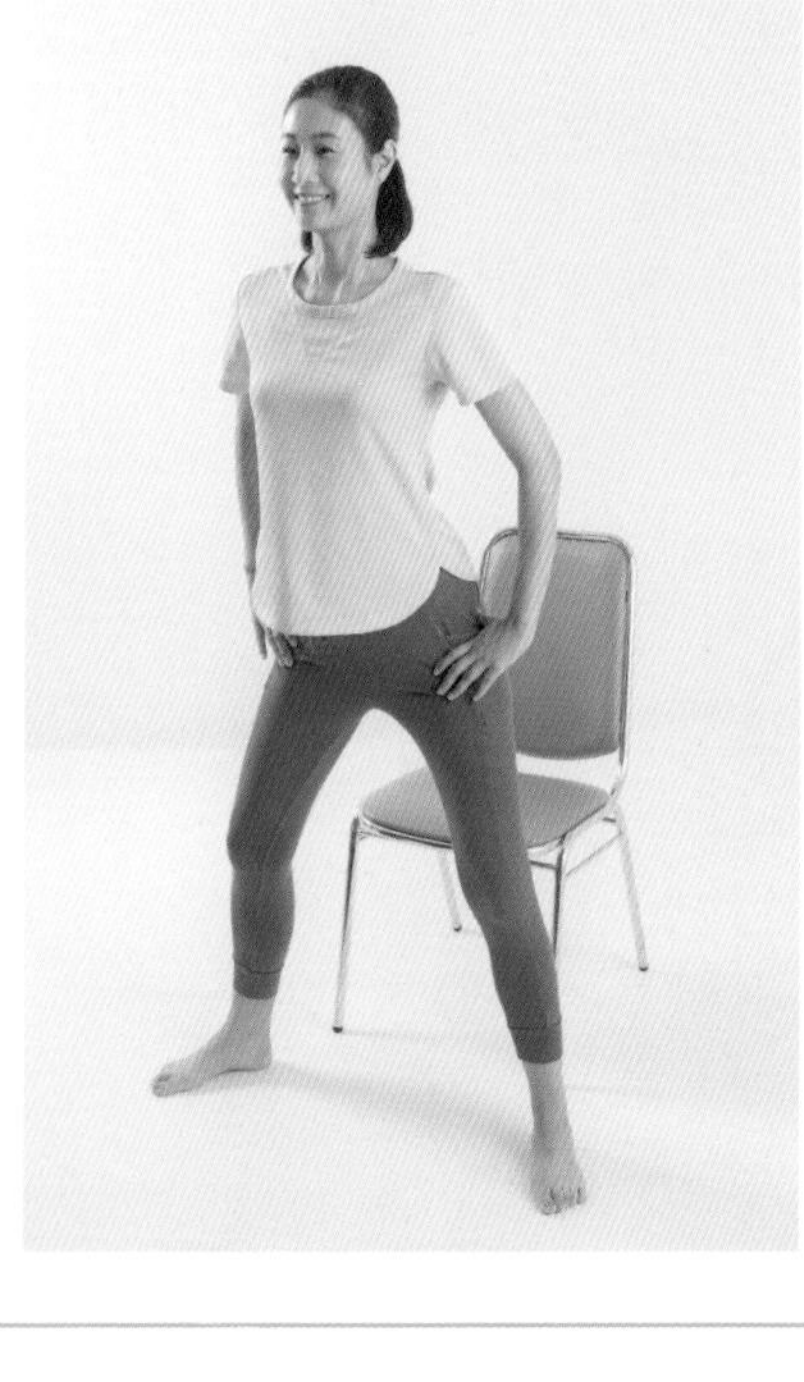

3
**最後まで背中を伸ばして
しっかり立つ**

第8章

O脚に効く瞬トレ

ひざが外へ向かって湾曲したO脚は、生まれつきの体型からくることでもありますが、実は加齢や運動不足で筋力が低下することで、さらに状態が悪くなることがあります。ひざや股関節の痛みにもつながるため、早めに脚部のバランスを取り戻す瞬トレで改善しましょう。

O脚に効かせるポイント

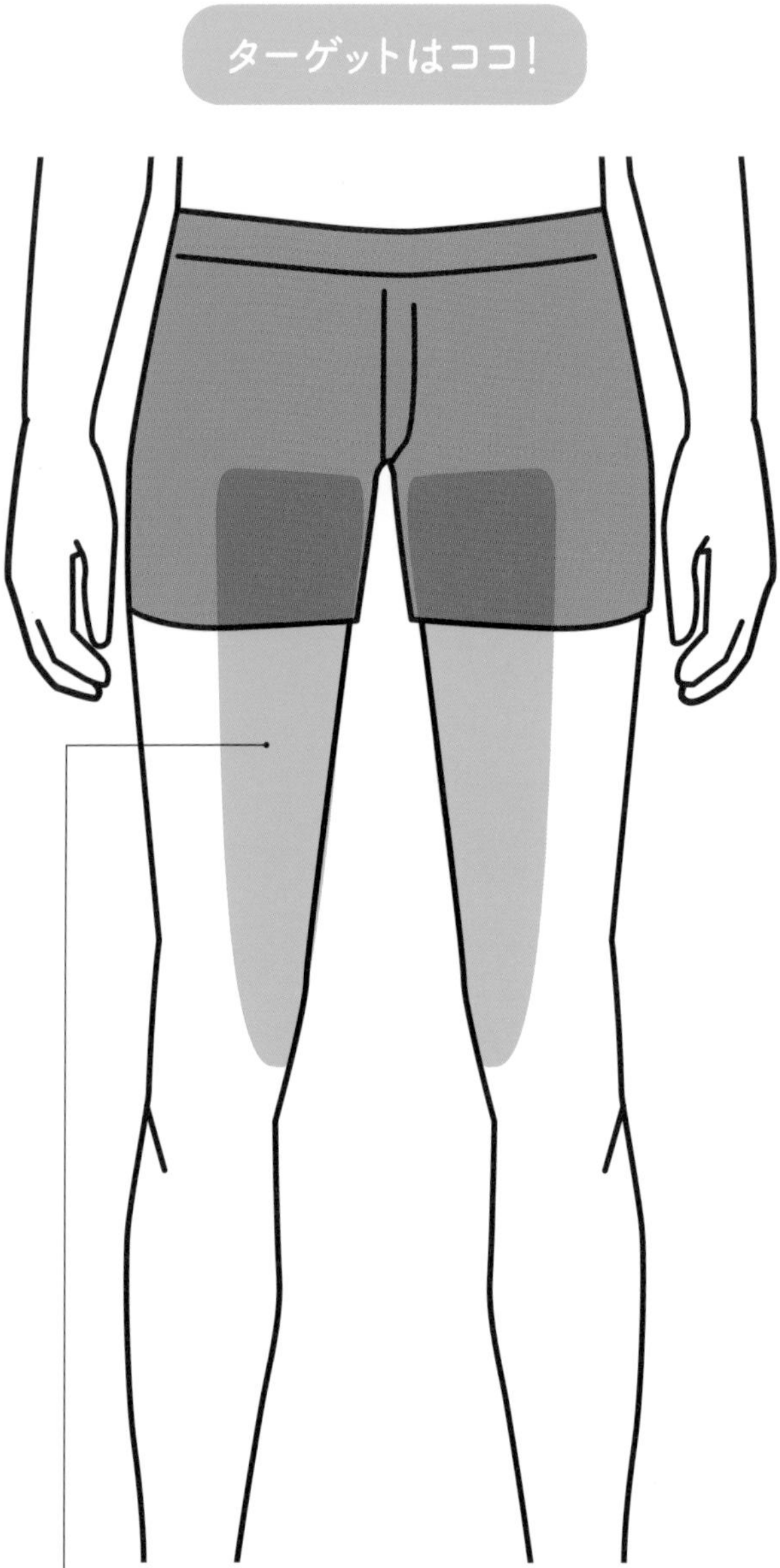

内ももを締める

太ももの内側にある「内転筋」が弱っているために、骨盤が後傾してひざが外側に開いてしまうのが、O脚の原因。内転筋をしっかり引き締めることが必須!

O脚は「内反膝」とも言われ、両方のひざが外側へと湾曲した状態をいいます。若年層にもみられますが、加齢による筋力の低下によって骨格が支えられなくなり、その湾曲の程度がさらに加速することも。

加齢による筋力低下でO脚の程度が悪化する理由は、骨盤の後傾にあります。**骨盤を支えている筋肉の一つが、太ももの内側にある「内転筋」。この筋力が低下すると、骨盤は徐々に後傾していきます。それにつられて股関節は徐々に開いてしまい、ひざも外側へ開いていき、O脚が悪化してしまうというわけです。**

股関節、ひざが開くと重心は外側へ偏っていきます。すると小指へ体重が乗り、歩行のバランスが取りにくくなり、ひざや股関節や腰などに痛みが発生しやすくなってしまいます。試しに、靴の裏をチェックしてみてください。O脚の人の靴の裏は、小指に重心が乗っているため、外側が極端にすり減っていることがよく見られます。

O脚の改善のためには、まずは太ももの内側にある内転筋をしっかり締めること。そして、外側に傾いてしまった重心を「親指重心」に改善することが必要です。次からはじめていきましょう。

1-1

伸び切った内ももを締める

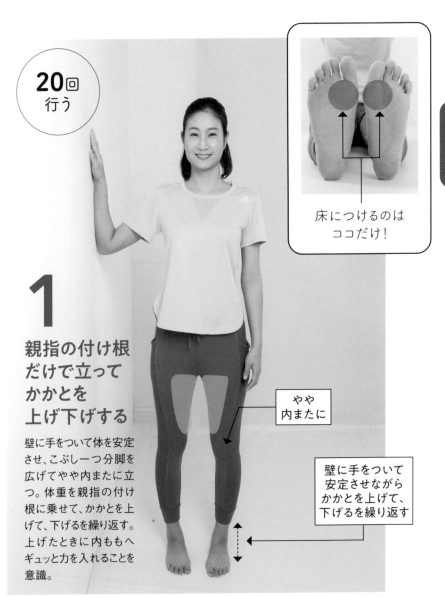

20回
行う
やや
内またに
壁に手をついて
安定させながら
かかとを上げて、
下げるを繰り返す
床につけるのは
ココだけ!

1

親指の付け根だけで立ってかかとを上げ下げする

壁に手をついて体を安定させ、こぶし一つ分脚を広げてやや内またに立つ。体重を親指の付け根に乗せて、かかとを上げて、下げるを繰り返す。上げたときに内ももへギュッと力を入れることを意識。

2

前後に1歩分足を広げて立つ

前後に脚を広げ、左右の足のつま先が1本の線上にくるように置く（右図解参照）。左右の足の中央に重心を置く。

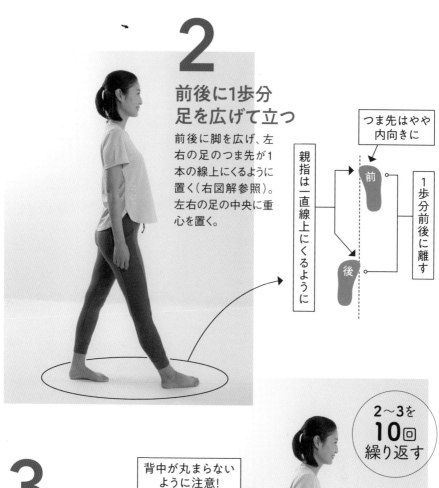

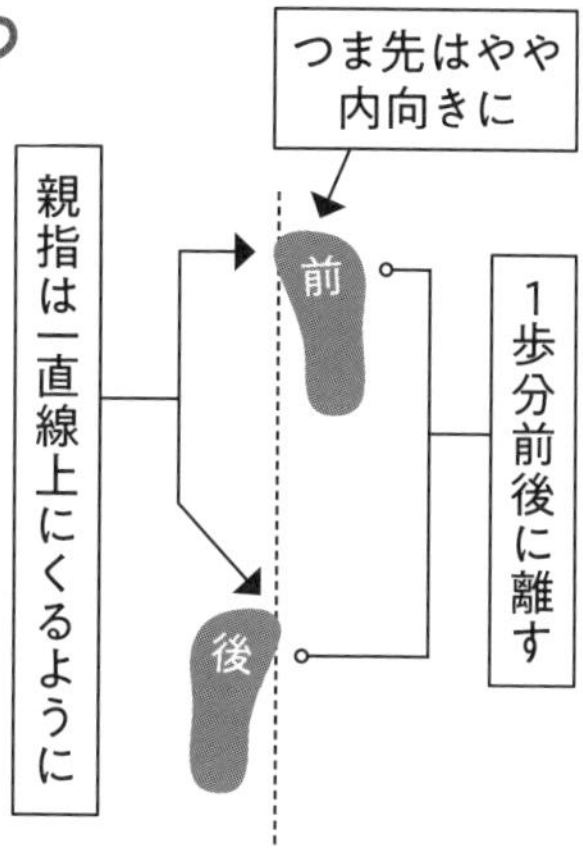

つま先はやや内向きに
親指は一直線上にくるように
前
後
1歩分前後に離す

3

ひざを曲げてゆっくりと腰を落とす

2の体勢のままひざをゆっくりと曲げて上体を真下へ落とす。前に出した脚のひざの裏に、後ろのひざをできるだけ近づける。小指は少し浮かせて親指の付け根に体重を乗せ、内ももの筋肉を意識する。

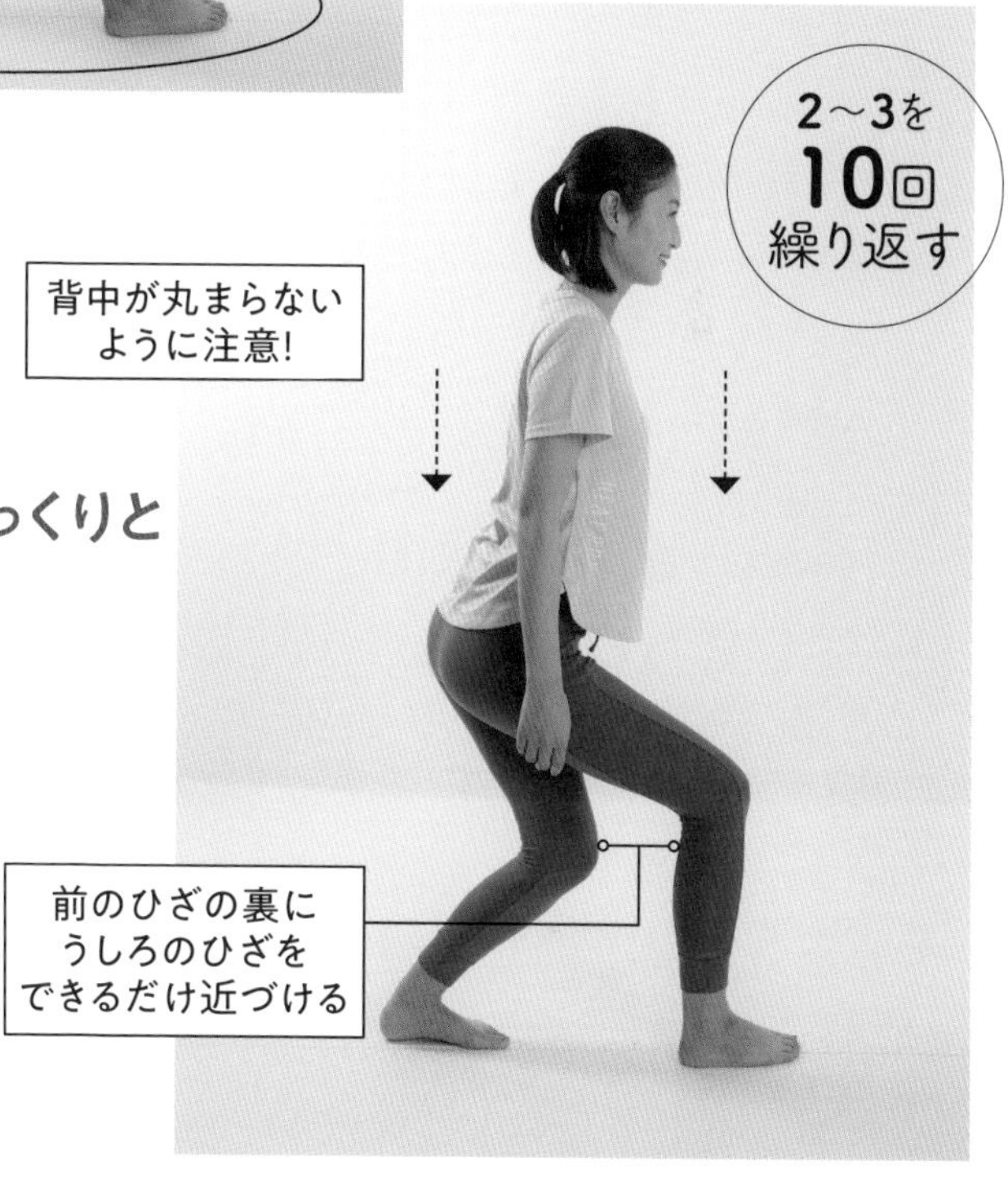

2〜3を10回繰り返す
背中が丸まらないように注意!
前のひざの裏にうしろのひざをできるだけ近づける

用意するもの
ゴムバンド

1-2
伸び切った内ももを締める

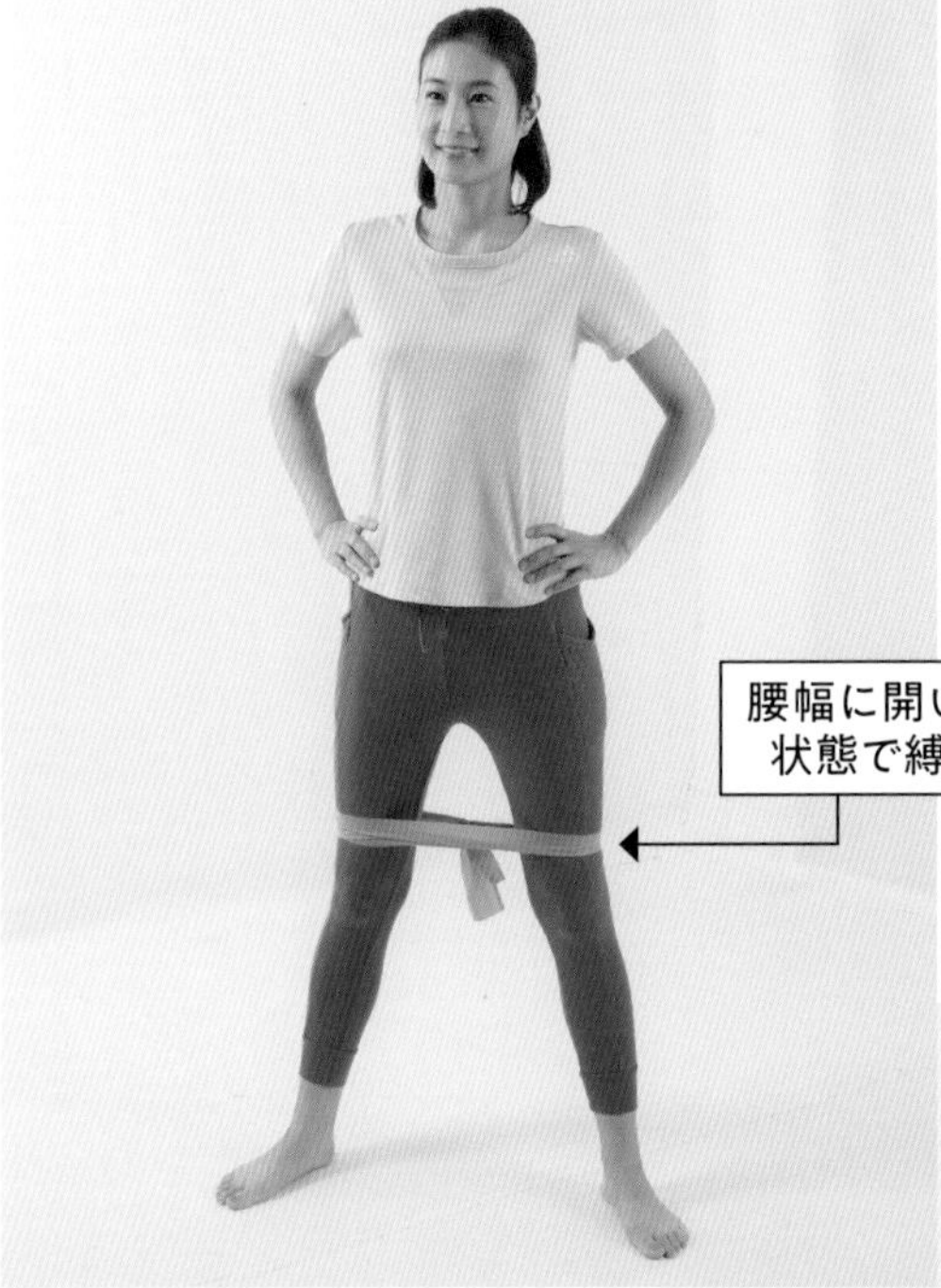
腰幅に開いた
状態で縛る

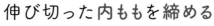

1
腰幅に足を開き ひざ上をゴムバンドで縛る

脚を腰幅に開き、ゴムバンドで
膝の上を縛る。

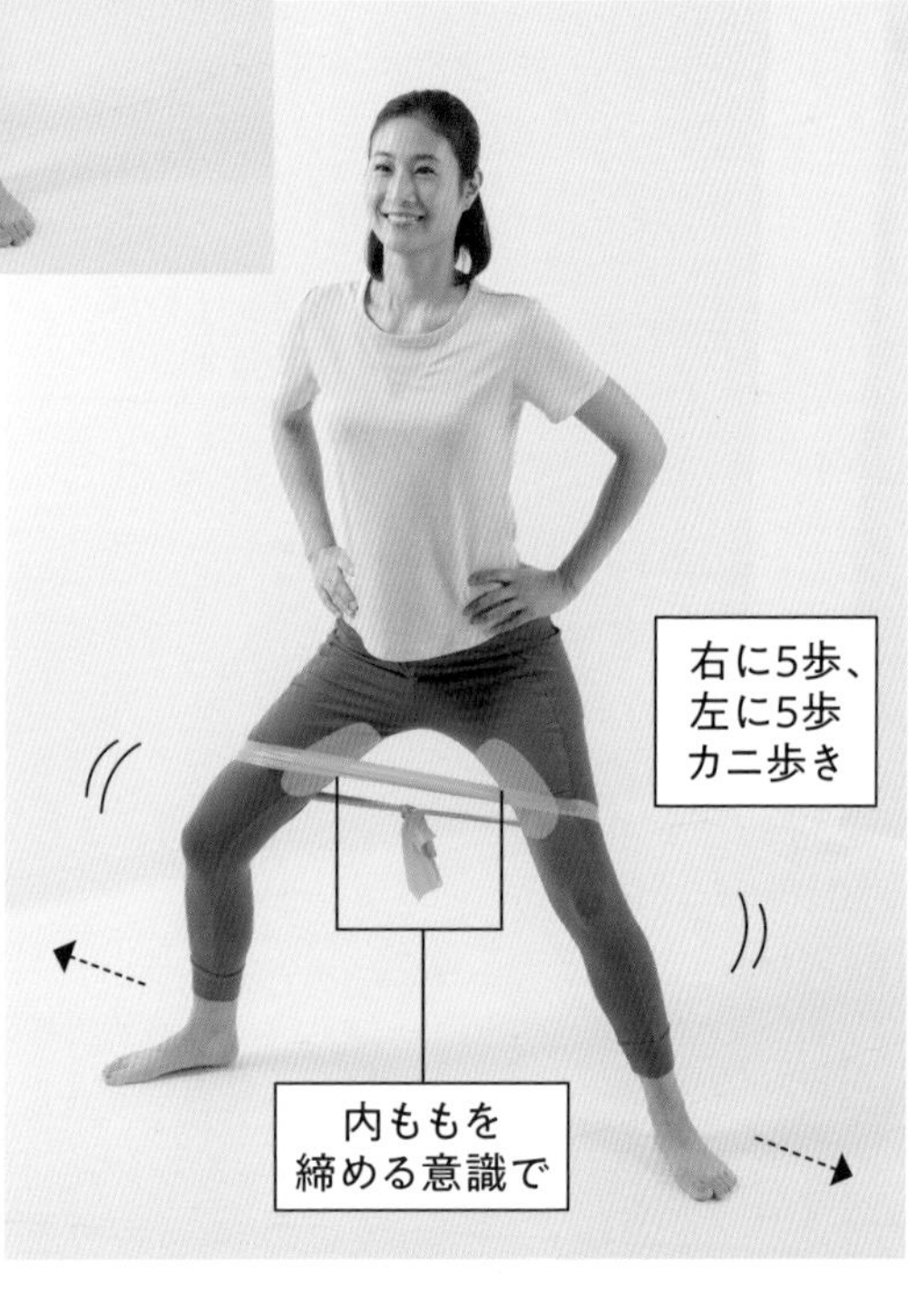
右に5歩、
左に5歩
カニ歩き
内ももを
締める意識で

2
左右交互に 5歩ずつ カニ歩きをする

ゴムバンドを広げるように、
右へ5歩、左へ5歩、できる
だけ大きく両脚を開きながら
カニ歩きをする。内ももの
筋肉を意識しながら行う。

第9章

ぽっこりおなかに効く瞬トレ

歳をとるにつれて、体重は変わらないのにおなかがぽっこり……

これもまた、筋肉の衰えが原因です。呼吸が浅くなったり、腰や胃腸の調子が悪くなったりと、見た目以上に体調に悪影響が出てくるのが、ぽっこりおなか。腹部の筋力を取り戻し、垂れ下がった内臓を適切な位置に戻していきましょう。

ぽっこりおなかに効かせるポイント

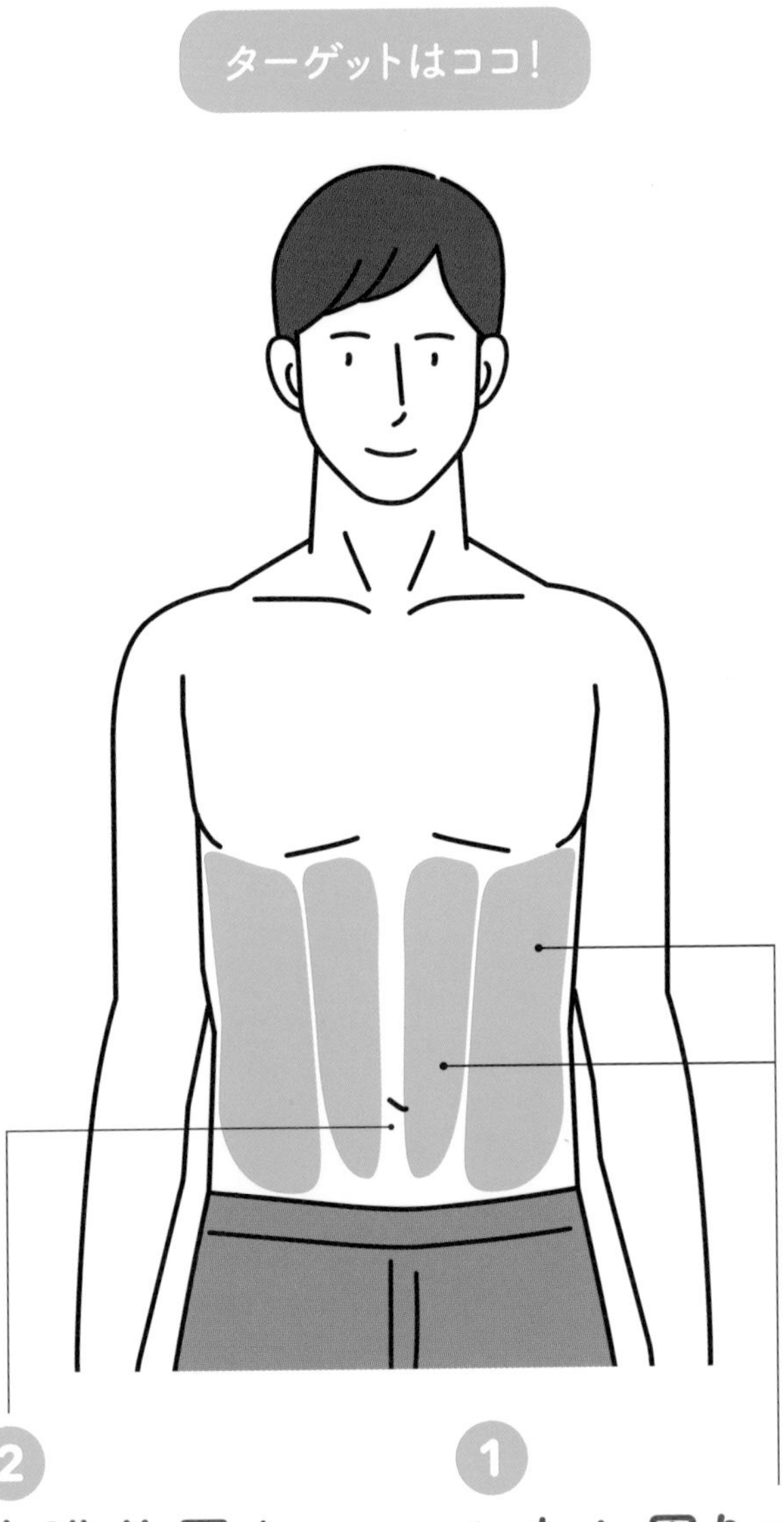

1 おなか周りの筋肉を締める

コルセットのように腹部を締めているのは、腹部の中央を走る「腹直筋」と両サイドを包む「腹斜筋」。このゆるみがぽっこりの原因なのでしっかり締めていこう。

2 内臓位置を整える

おなか周りの筋肉のゆるみから、垂れ下がり、前へせり出したままになっている胃腸を正しい位置へ戻すことも必須。

年齢を重ねるごとに、どんどんせり出していくおなか。太っていないけどおなかだけぽっこり、というのは中高年以降から現れる、体形の悩みの代表格です。

膨らんだ腹部の中身は、もちろん脂肪も含んでいますが、下垂してせり出してしまった内臓が多くを占めています。その原因は、コルセットのように腹部を引き締めていた筋肉が衰えたから。特に、**姿勢が悪くなって猫背になると腹部にある「腹直筋」や「腹斜筋」が縮んだまま使われなくなるので、さらに筋力低下が加速。コルセットの機能が失われて胃腸がだらりと前へせり出してしまう**のです。

腸は垂れ下がると便を排泄する力が弱まり、便秘や代謝の低下といった体調不良につながることも。また、前に腹部がせり出し、体幹を支える力も衰えることで重心のバランスが崩れ、腰痛や肩こりなどのトラブルにもつながりやすくなります。

まずは腹筋をしっかり使えるように、瞬トレで目覚めさせると同時に、内臓の位置も適切な位置へ矯正していきましょう。

1 -1

用意するもの
マット

伸び切ったおなか周りの筋肉を締める

1

あおむけになって息を吸いおなかをふくらます

まずは呼吸筋である腹筋を、深い呼吸で覚醒させる。あおむけになってひざを立て、両手をおなかに当て、深く息を吸い込んで、手を押し返すようにおなかをふくらませる。

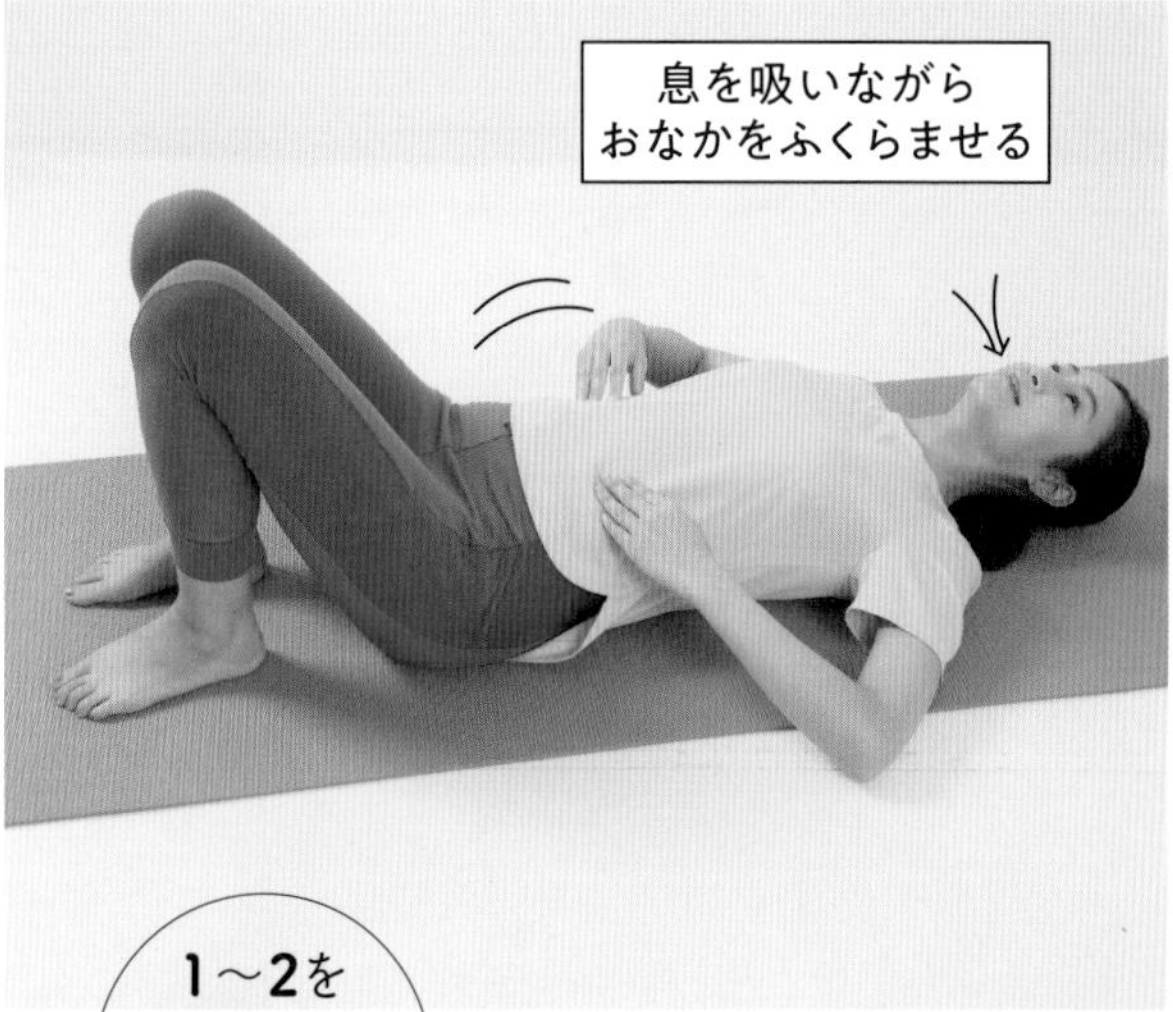

息を吸いながら
おなかをふくらませる

1～2を
20回
繰り返す

2

息を吐いておなかをへこませる

口から息を吐き出しながら、おなかを手で押して思い切りへこませる。

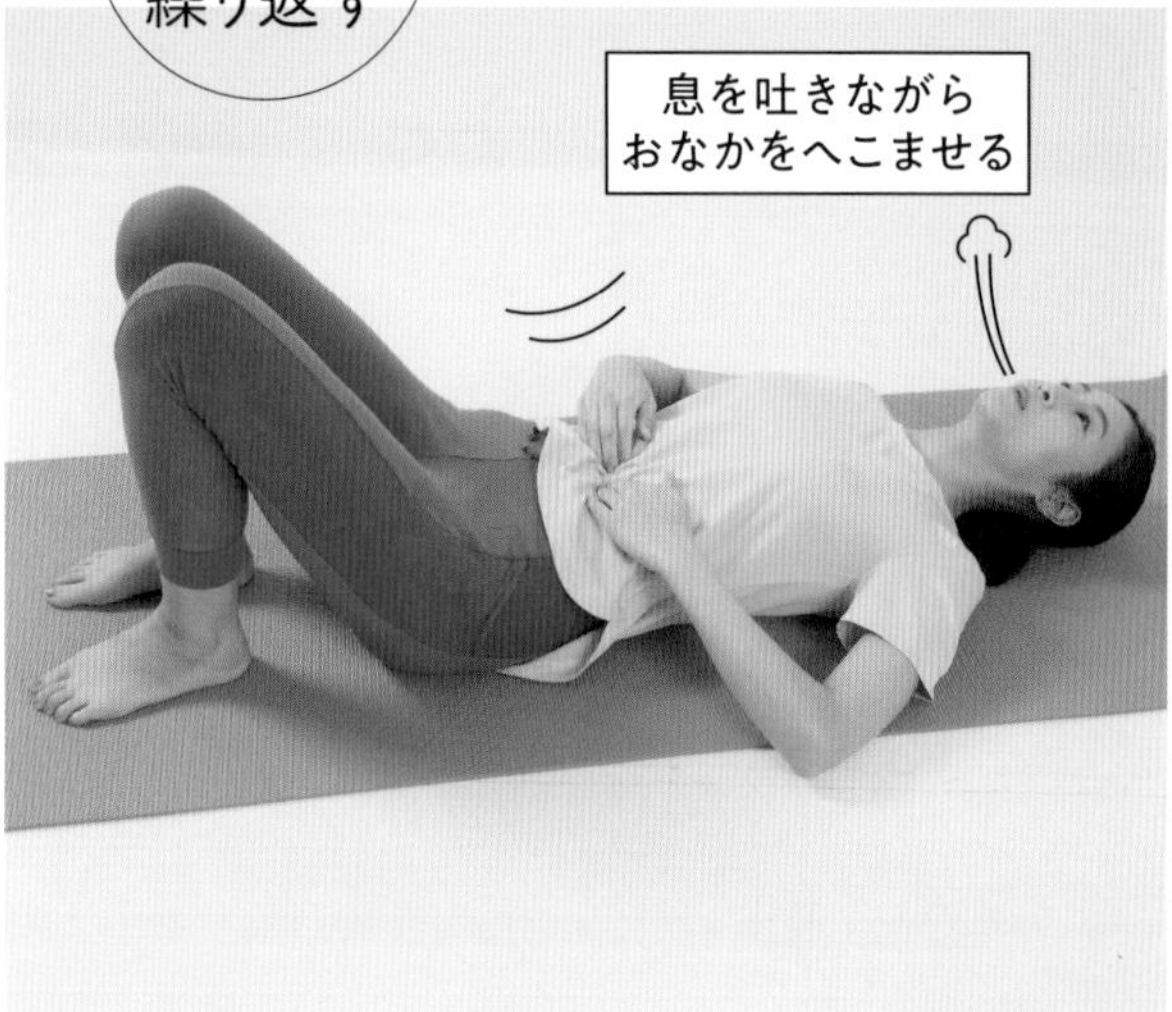

息を吐きながら
おなかをへこませる

3

あおむけになって膝を立て上体を起こす

あおむけになってひざを立て、両手のひらを太ももに当てる。息を吐きながらゆっくりと上体を起こし、手をひざへ向かってスライドさせる。腹筋が収縮していることを意識する。背中が離れたらまた最初の姿勢に戻って同様に繰り返す。

15回
行う

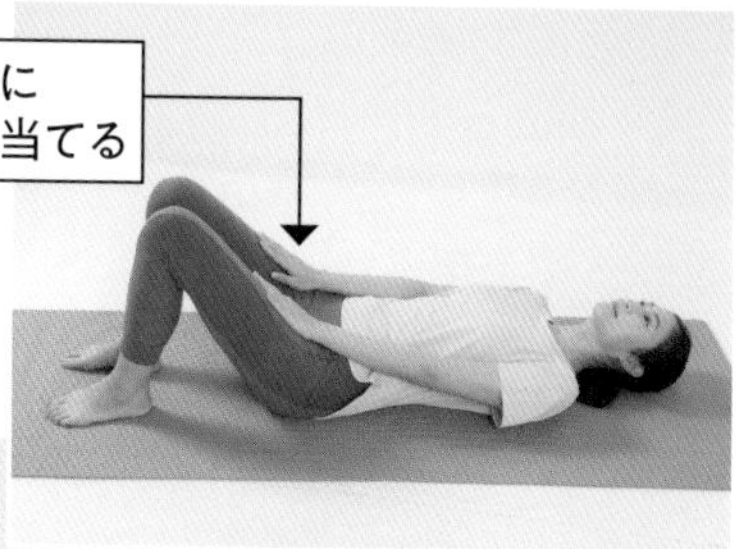
太ももに
手のひらを当てる

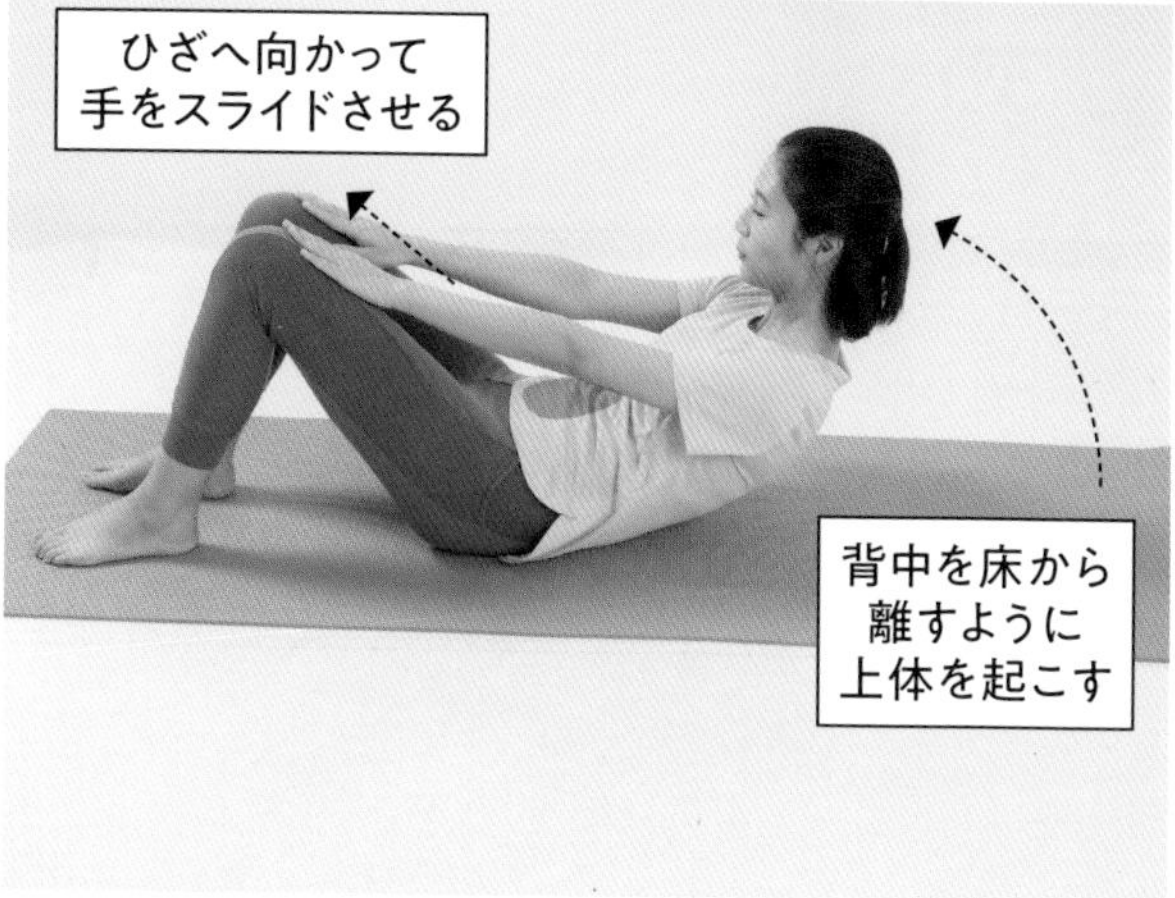
ひざへ向かって
手をスライドさせる
背中を床から
離すように
上体を起こす

4

上体を左右交互にスライドさせる

あおむけになってひざを立て、肩を浮かせる。両手のひらを下に向け、まっすぐに前に伸ばす。その体勢のまま、上体を左右にリズミカルにスライドさせる。わき腹が収縮していることを意識する。

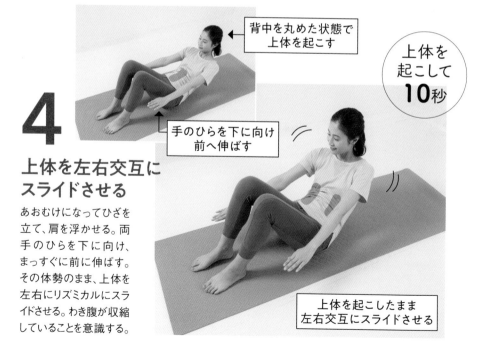

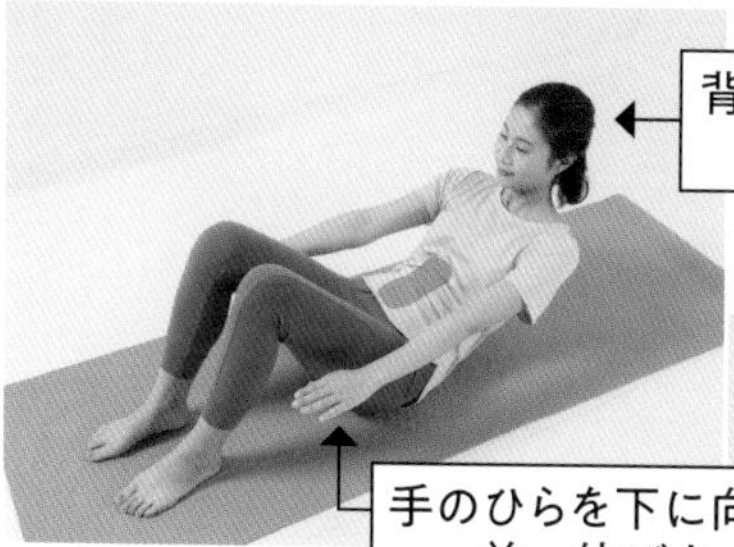
背中を丸めた状態で
上体を起こす
手のひらを下に向け
前へ伸ばす

上体を
起こして
10秒

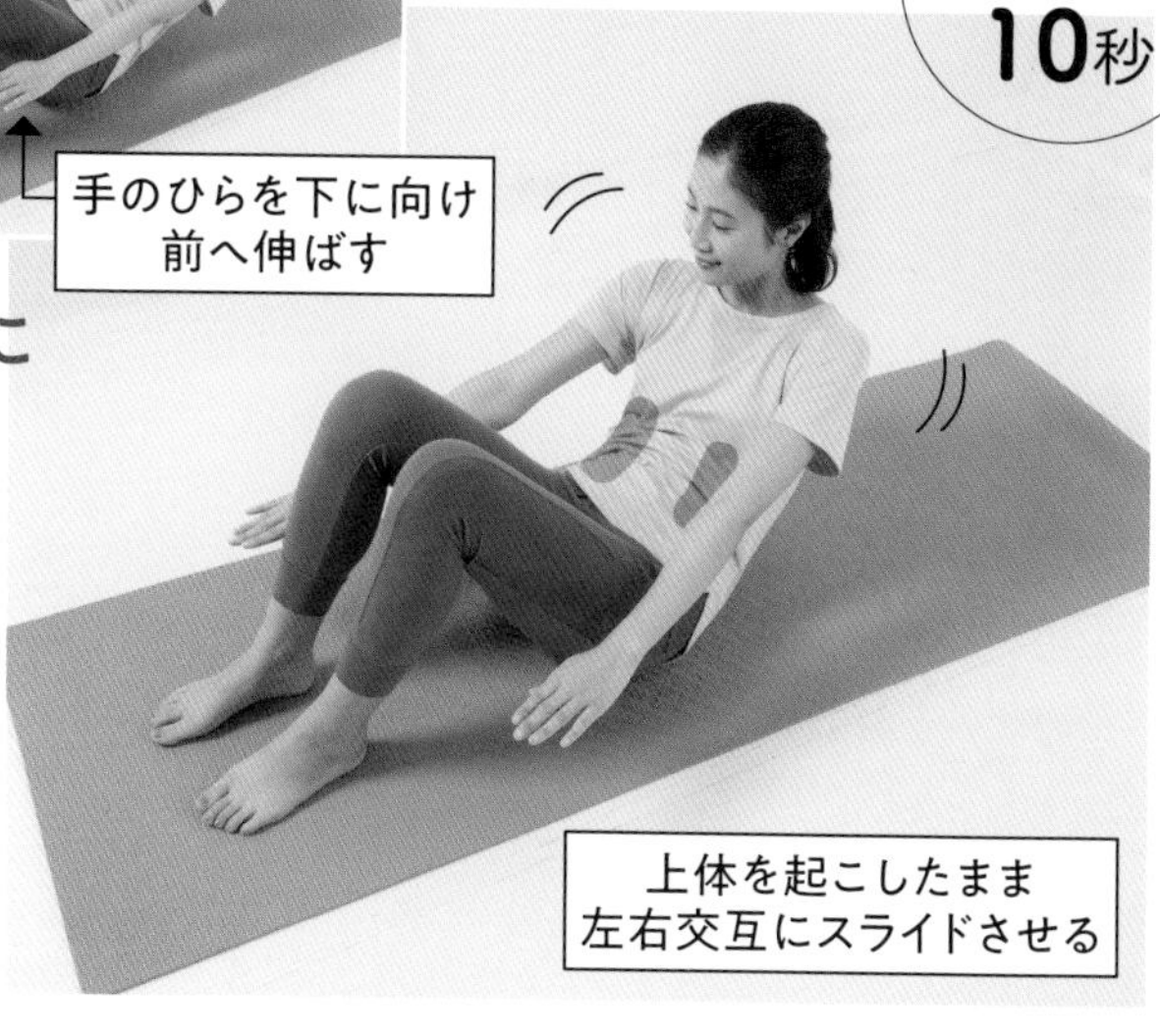
上体を起こしたまま
左右交互にスライドさせる

1 -2

伸び切ったおなか周りの筋肉を締める

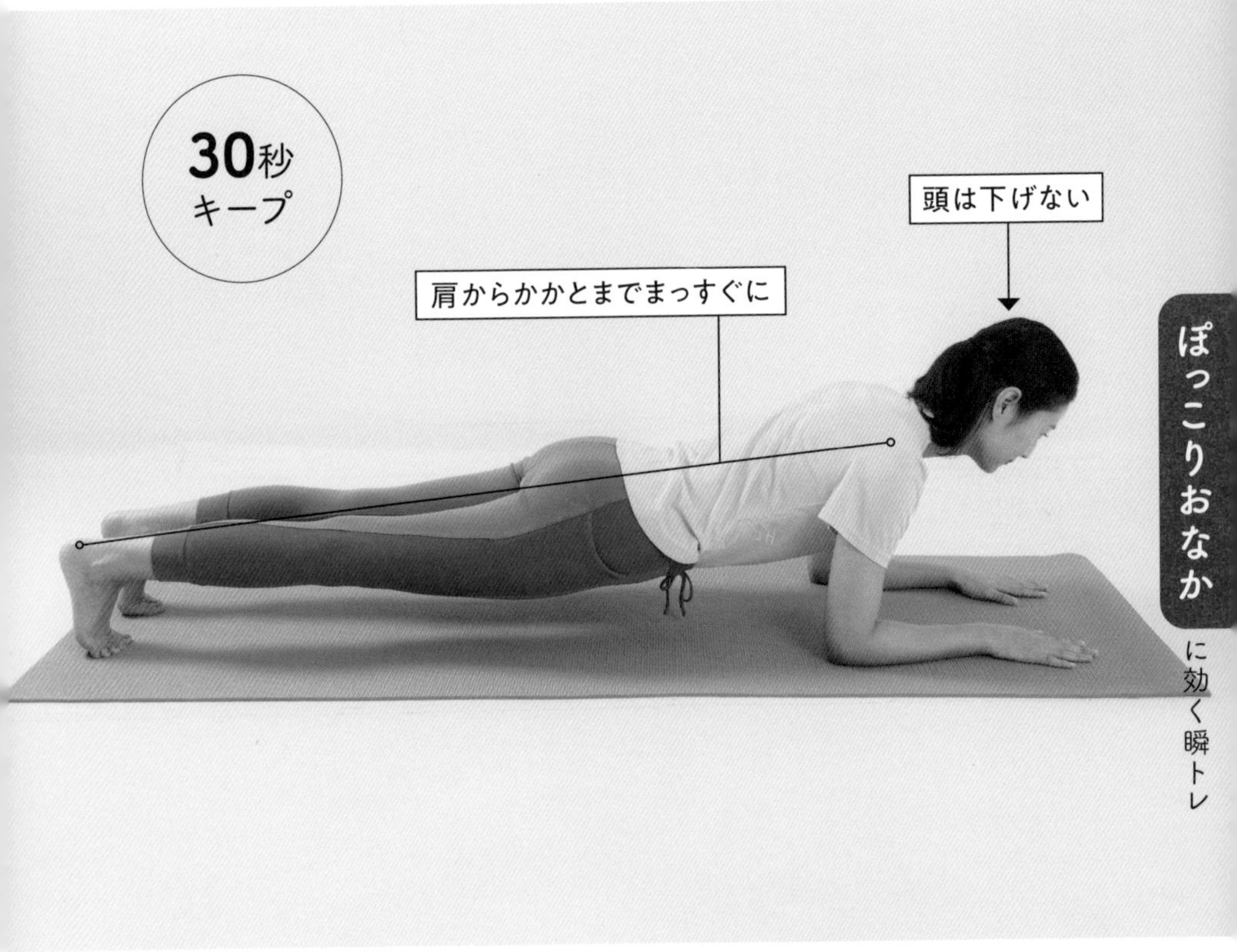
30秒
キープ
頭は下げない
肩からかかとまでまっすぐに

1

うつぶせでおなかを床から離してキープ

うつぶせの姿勢をとり、両ひじとつま先を支点にして体を床から離す。肩からかかとまでが一直線になるようにキープ。おなかをできるだけ引き込み、頭が下がらないように注意。キープできない場合はひざをついて行おう。

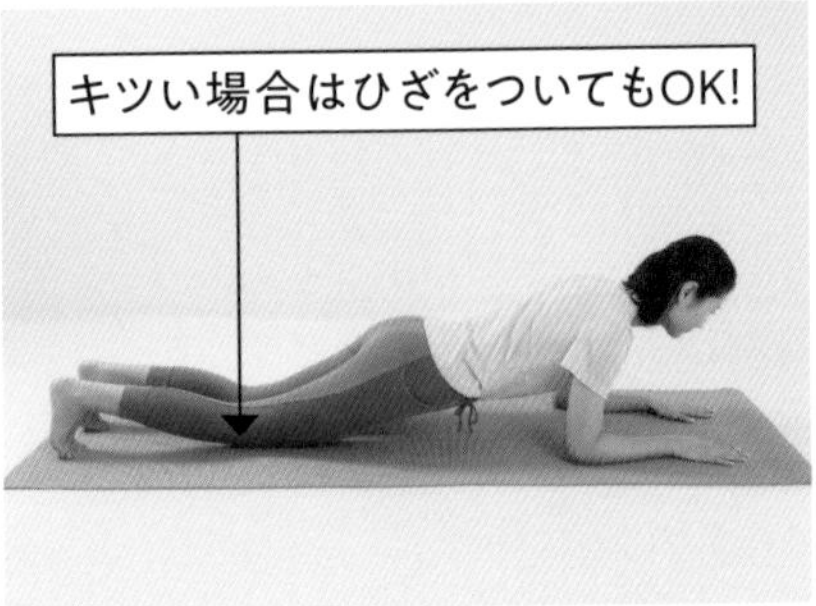
キツい場合はひざをついてもOK!

2 1の体勢のまま片足のひざを曲げる

1の体勢をとり、重心を中央にキープしたまま片足を曲げてかかとを上に向ける。おなかをできるだけ内側に引き込むことを意識する。

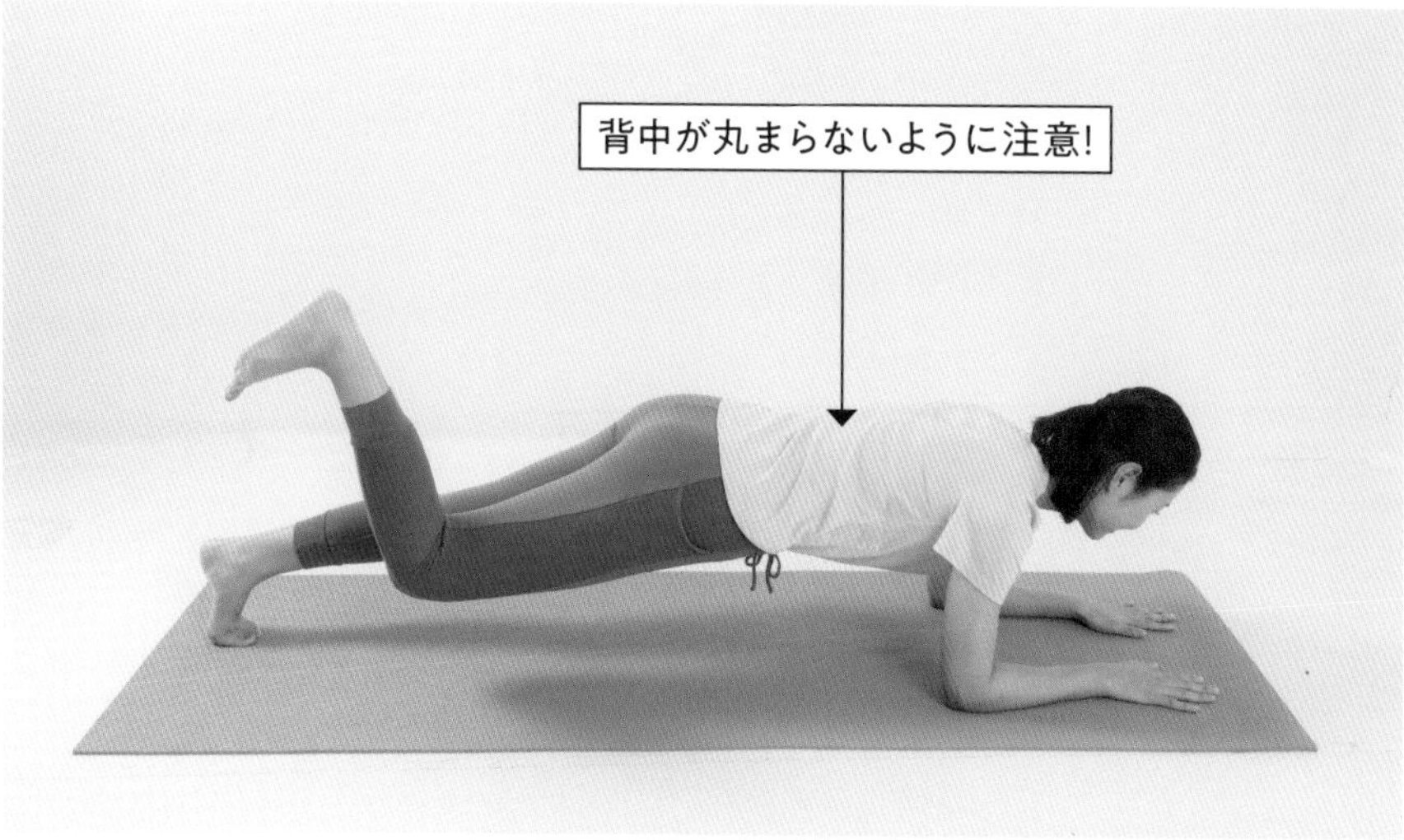
背中が丸まらないように注意!

3 できるだけかかとを上に突き上げる

2の体勢からそのまま、かかとを上に突き上げる。2〜3を繰り返す。反対側も同様に行う。

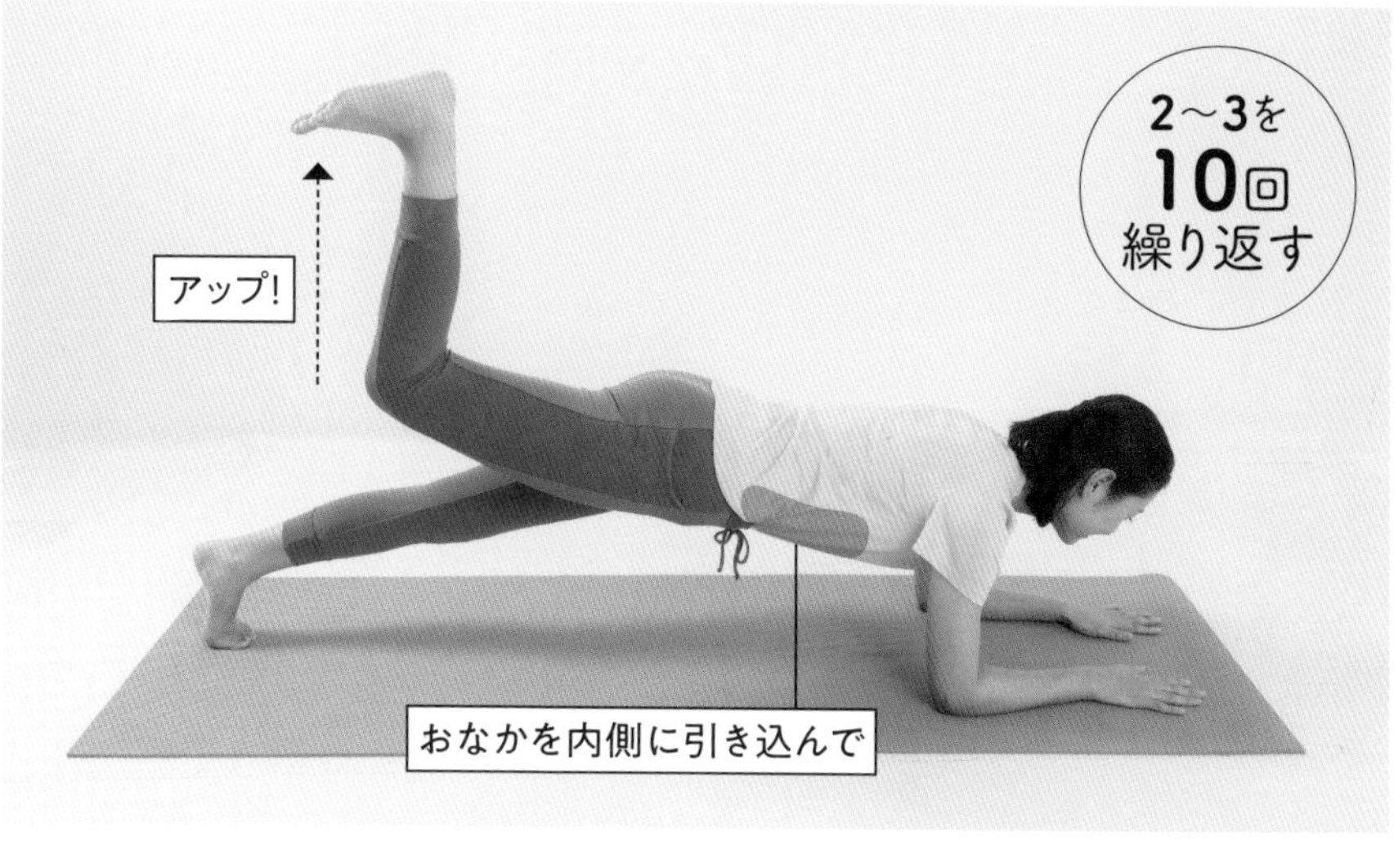
アップ!
2〜3を
10回
繰り返す
おなかを内側に引き込んで

2-1

用意するもの
マット

下垂した内臓位置を整える

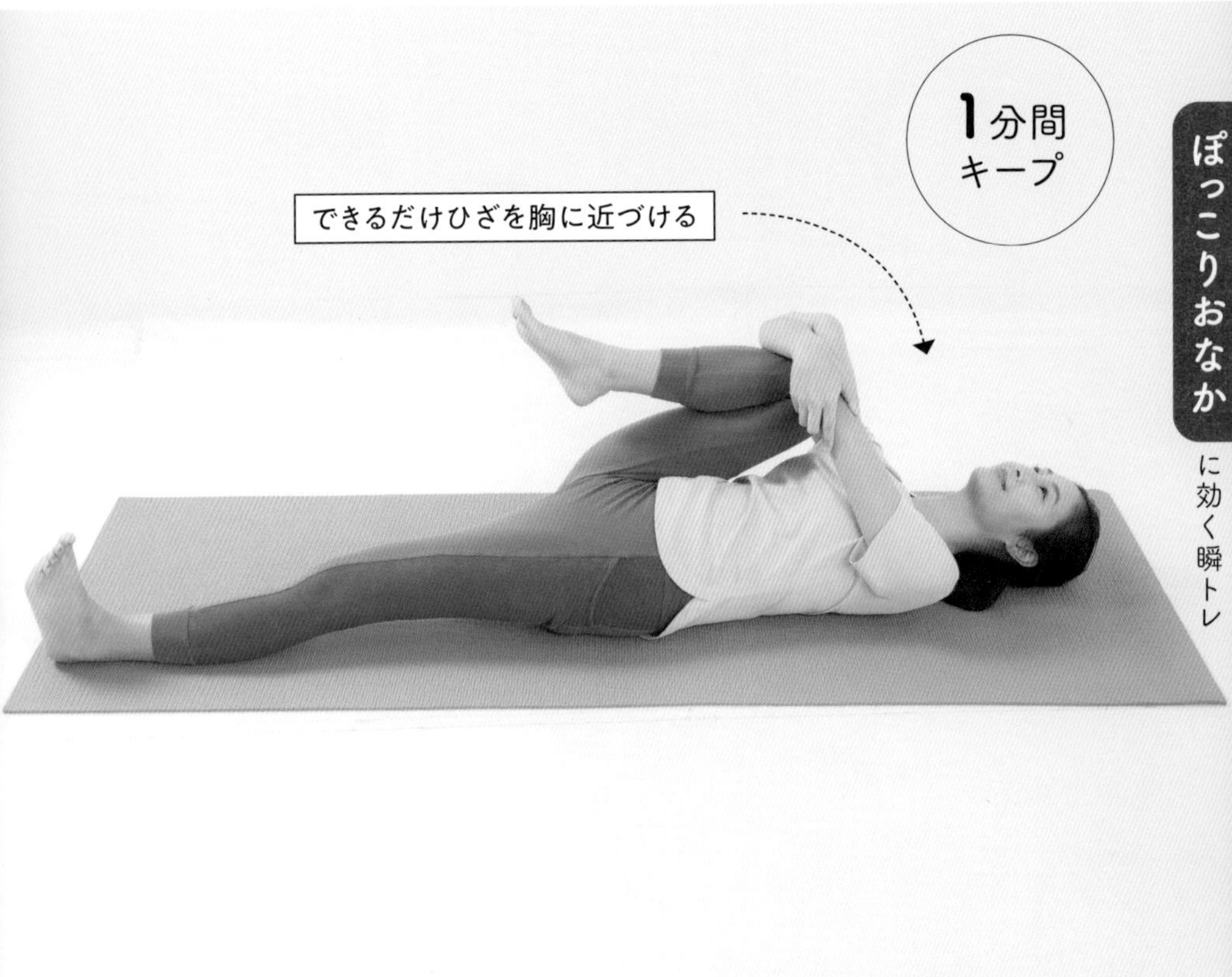

1分間キープ
できるだけひざを胸に近づける

1 左右交互にひざを抱える

あおむけになり、片足を曲げて両手でしっかり抱え込み、息を吸って、吐きながらできるだけひざを胸に近づける。反対の脚はまっすぐに伸ばす。1分間キープしたら、反対の脚も同様に行う。

2 両ひざを抱える

あおむけになって両ひざを曲げて両手で抱え、息を吸って吐きながらできるだけ胸に引き寄せる。

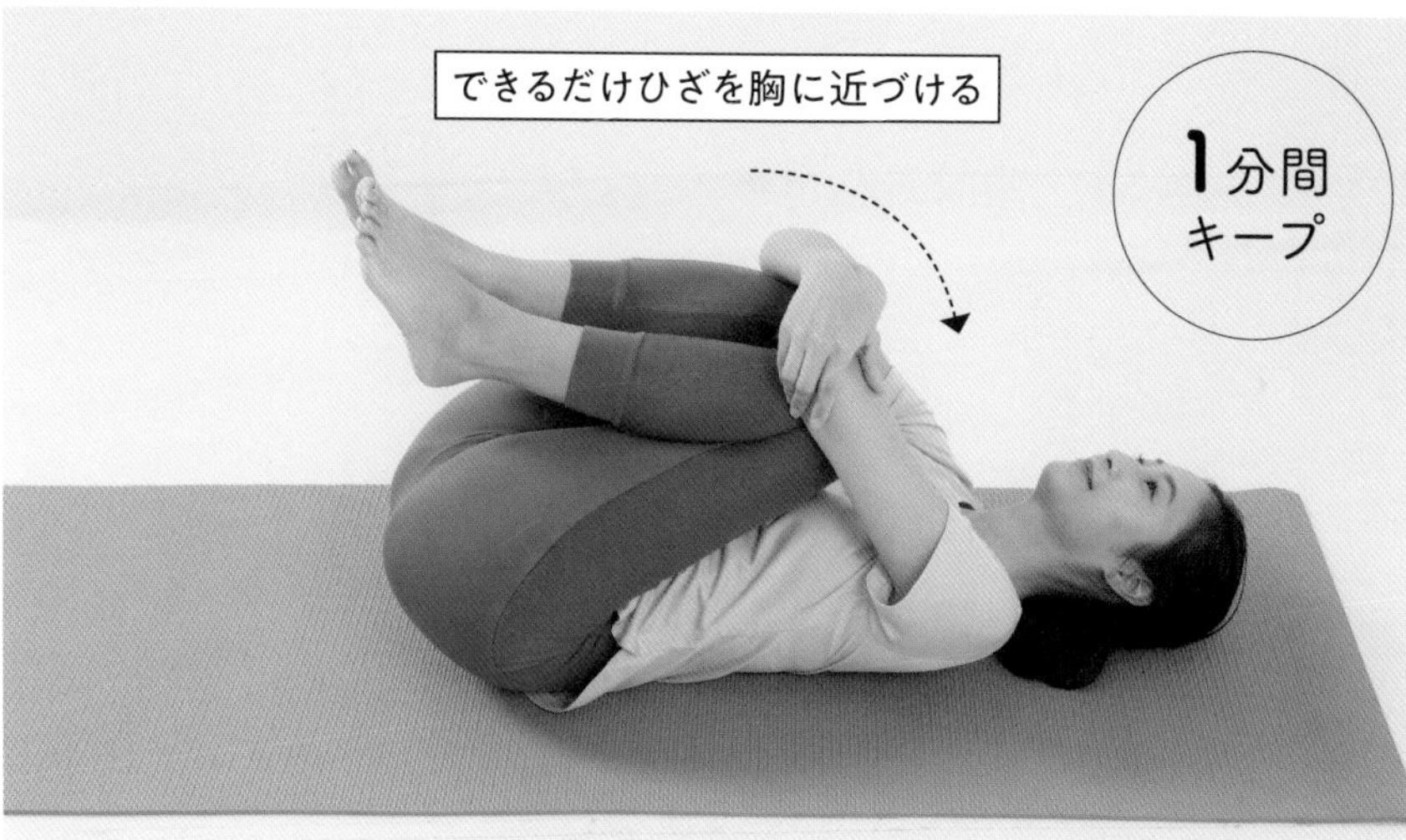
できるだけひざを胸に近づける
1分間
キープ

3 左右交互に脚を上げ下げする

あおむけになって両脚をまっすぐに伸ばし、手のひらを床に当てて体を支える。腹筋に力を入れながらひざを伸ばしたまま片足を限界まで上げ、ゆっくりと下ろす。左右それぞれ5回ずつ行う。

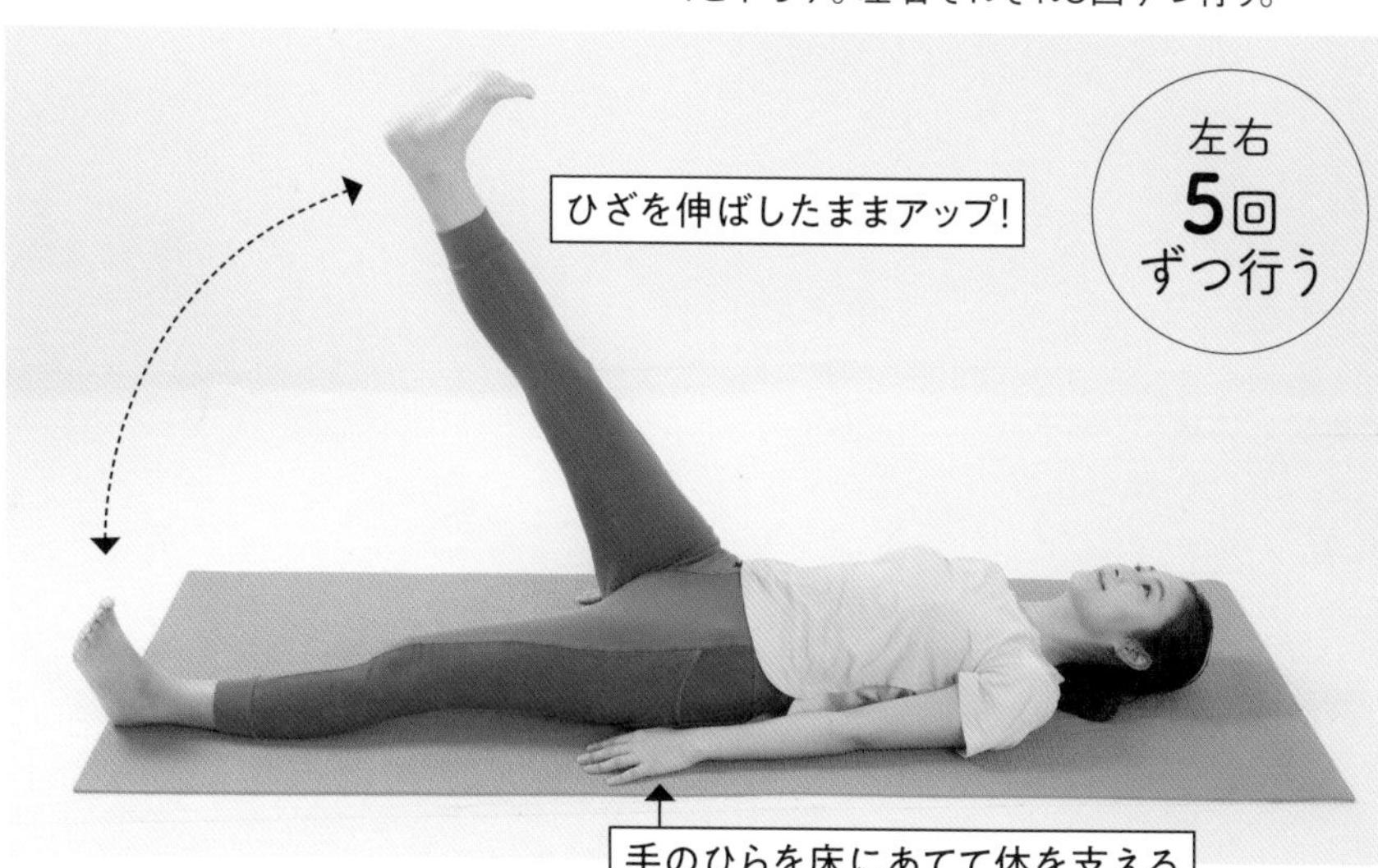
ひざを伸ばしたままアップ!
左右
5回
ずつ行う
手のひらを床にあてて体を支える

2-2

下垂した内臓位置を整える

1

ひざ下が床と水平になるように

あおむけになり、両ひざを直角に曲げて、ひざ下と床が水平になるように脚を上げる。つま先は伸ばす。両手のひらは床に置いて体を支える。

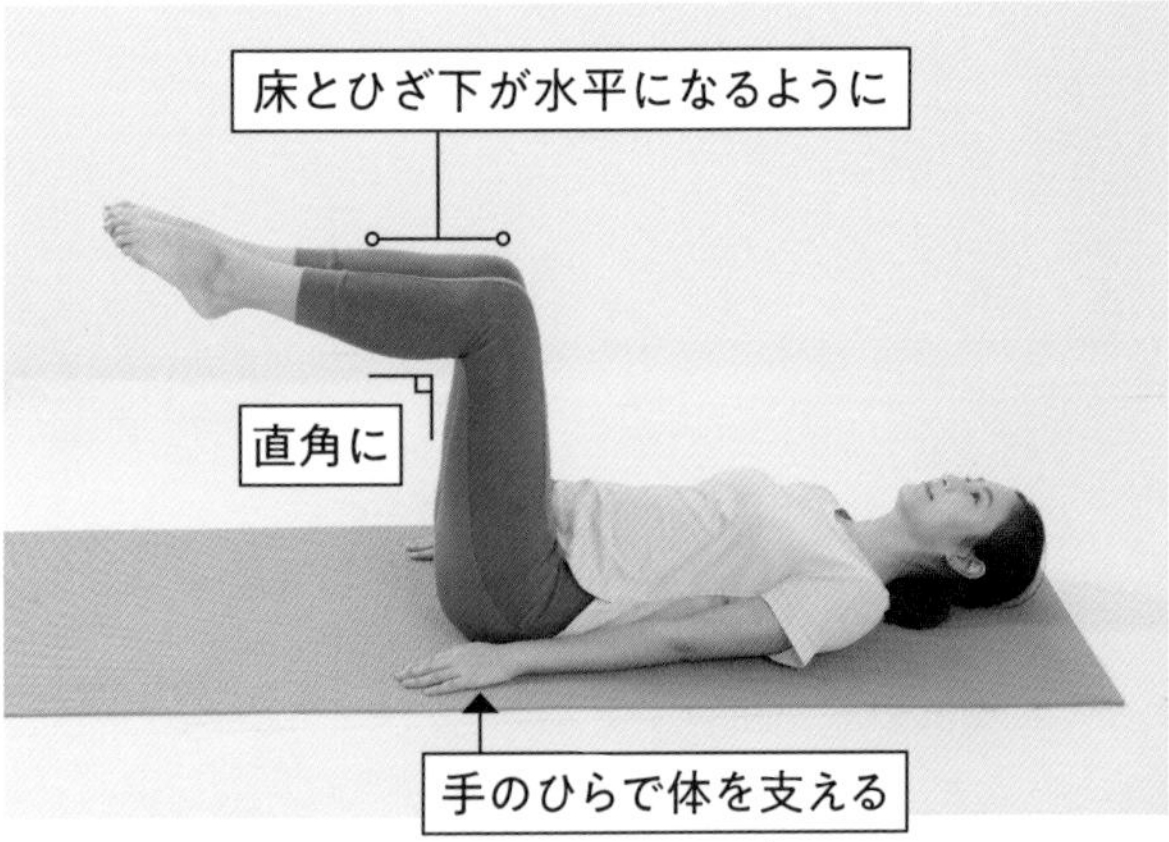
床とひざ下が水平になるように
直角に
手のひらで体を支える

10回
繰り返す

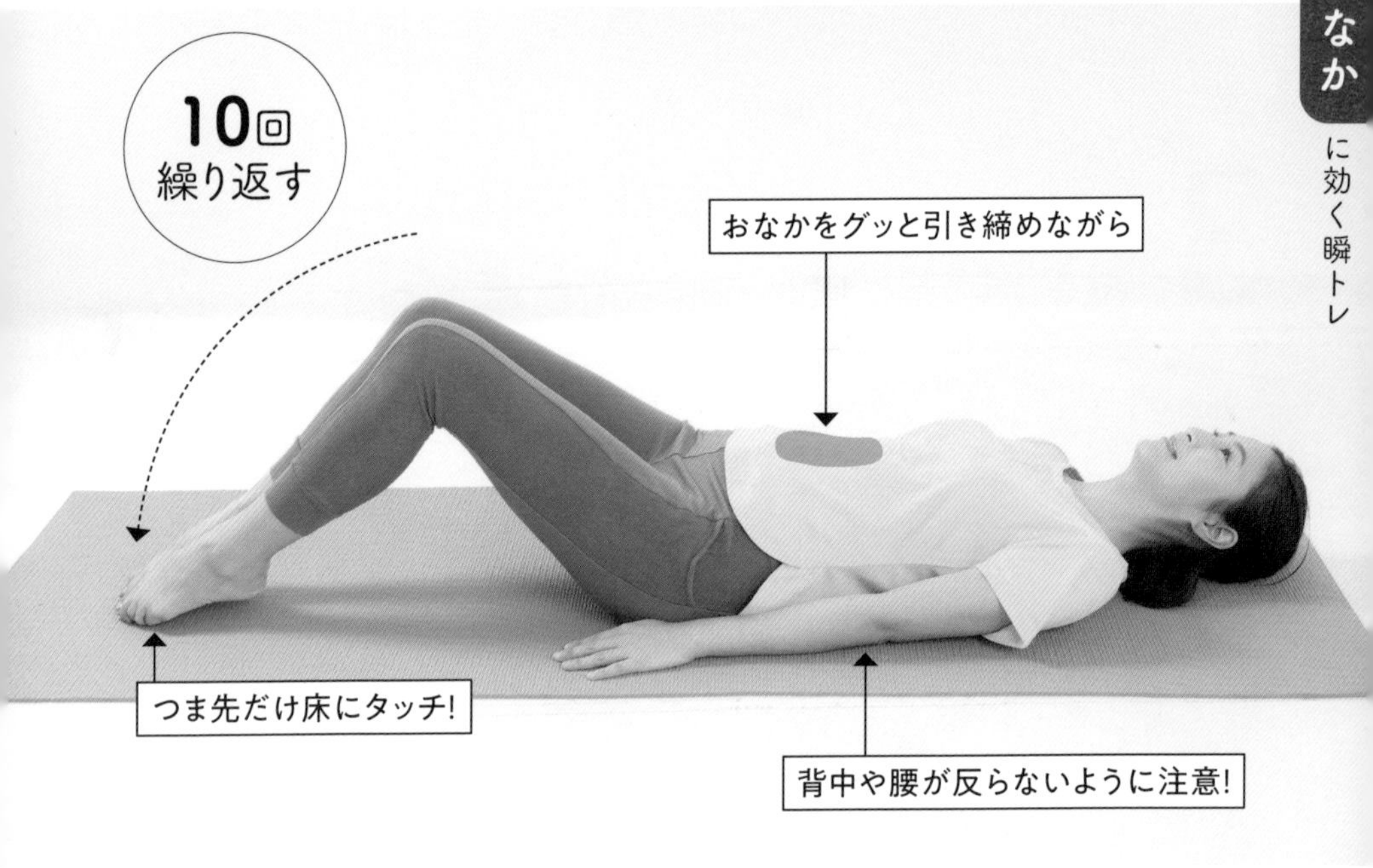
おなかをグッと引き締めながら
つま先だけ床にタッチ!
背中や腰が反らないように注意!

2

床につま先をタッチする

息を吸って、吐きながら腹筋にグッと力を入れたまま、両足をゆっくりと床へ下ろす。ひざは曲げたまま、つま先だけを床に軽くタッチさせたら、息を吸いながら足を上げて最初の姿勢に戻る。同じ要領で繰り返す。

3 手のひらを広げて足を直角に曲げる

あおむけになって両腕を左右に開き、手のひらを床につけて体を支える。両脚を上げ、ひざは直角に曲げる。

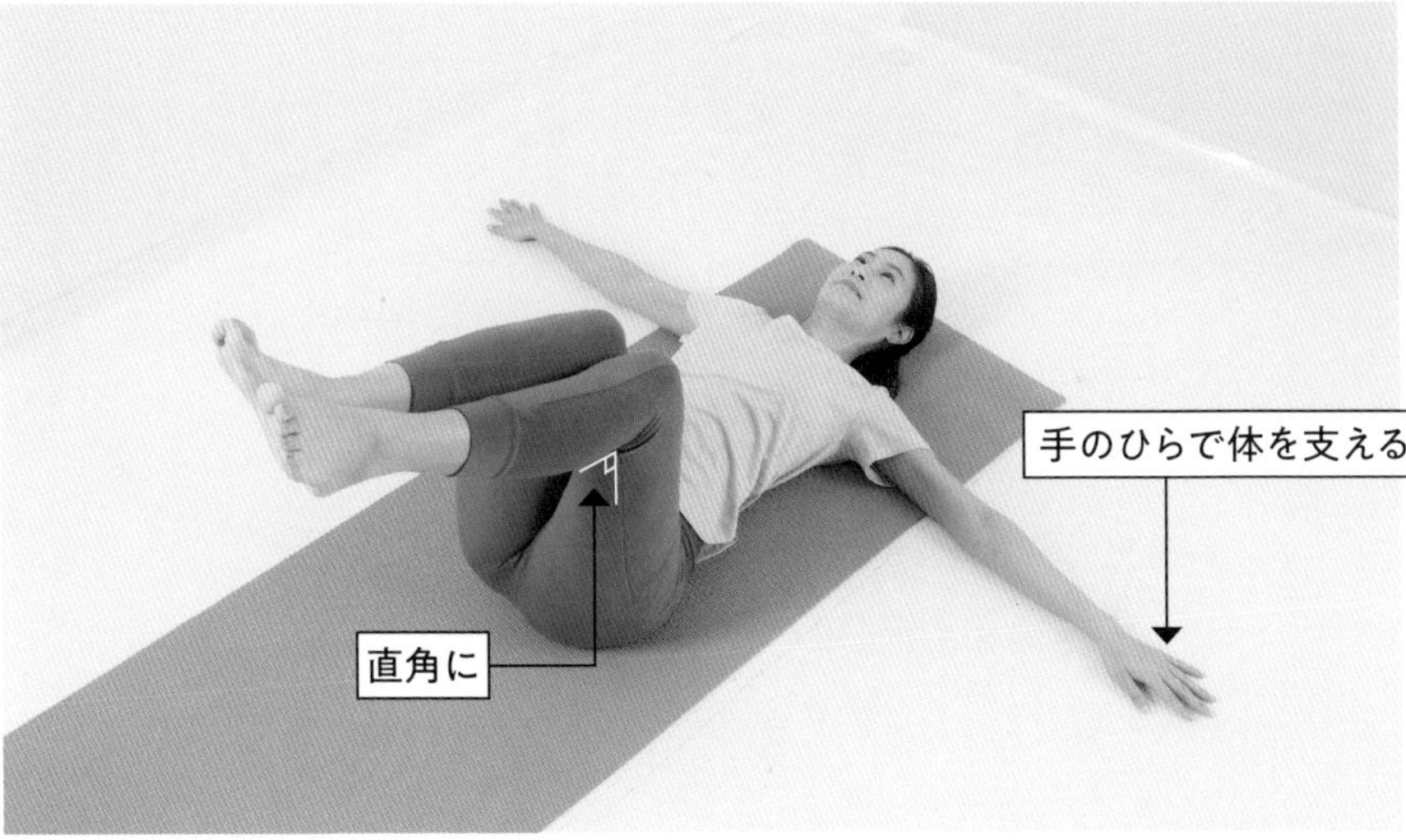

手のひらで体を支える
直角に

4 両ひざを片側へ倒す

息を吸って、吐きながら両ひざをそろえたまま、腰をひねって横へ倒していく。このとき、両肩が床から離れないように注意。できるところまで倒したら、息を吸いながら元の体勢に戻る。同じ要領で左右5回ずつを交互に行う。

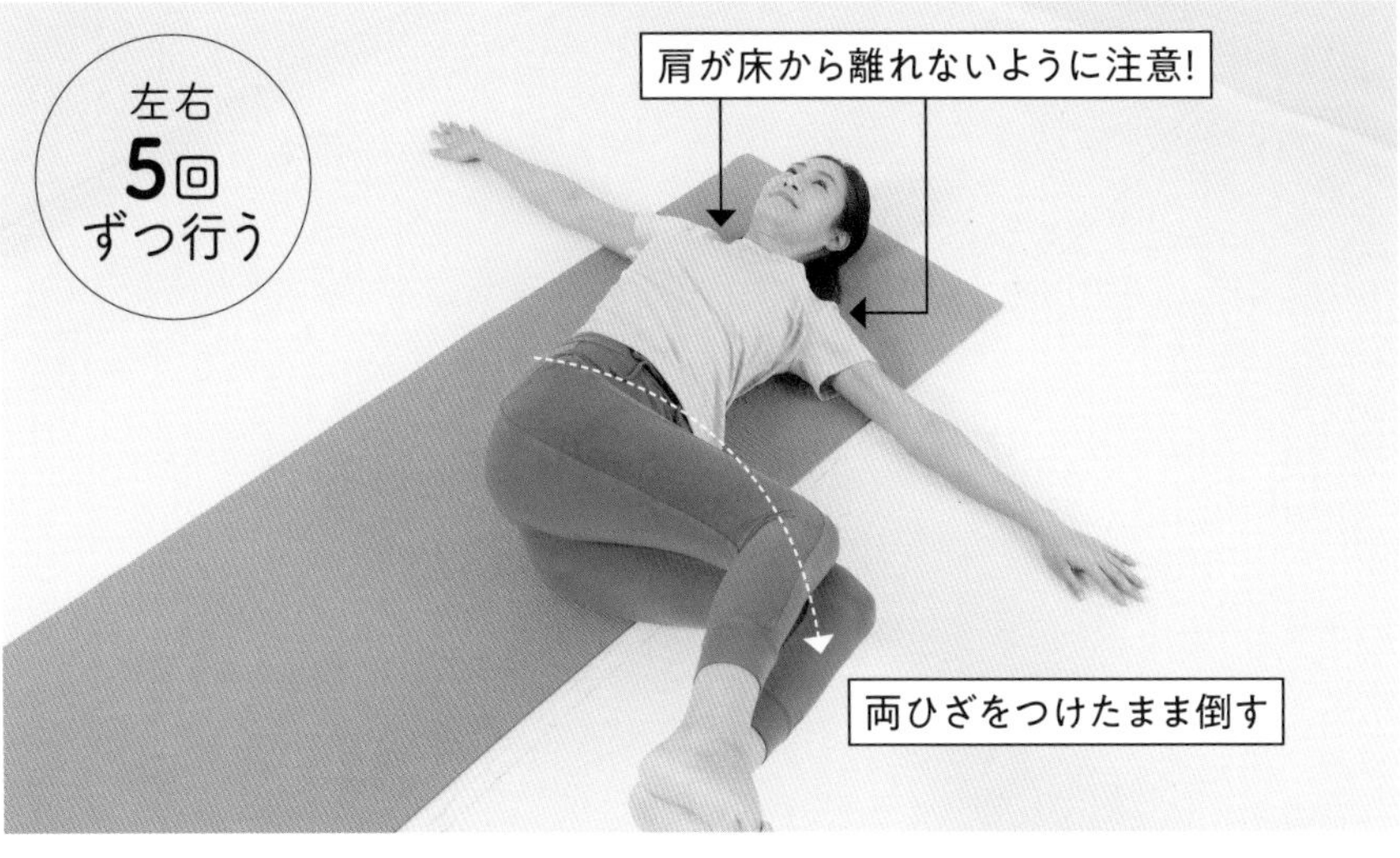

左右
5回
ずつ行う
肩が床から離れないように注意!
両ひざをつけたまま倒す

コラム 7

ワーク前に!
頭すっきりストレッチ

「頭がぼんやりしてやる気が出ない……」。

やらなくてはいけない仕事があるのに、そんな状態になっているときは、全身の血行を良くすることで、体も頭もシャキッとさせましょう。

ストレッチで筋肉を動かすと、筋肉のポンプ作用で全身に血が巡り始めます。脳にもどんどん血液と酸素が送り込まれるので、頭の働きも数段アップするはずです。

また、全身の筋肉をしっかり動かすことで、心身を覚醒させるホルモンの分泌も活発になるため、やる気や集中力が高まるので、仕事のパフォーマンスアップにもつながるでしょう。

ここでは、短い時間で全身の筋肉を効率的にストレッチして、血行を促進する方法を紹介します。朝の一日のはじまりや、仕事の合間の休憩時はもちろん、ウォーキングやジョギング、筋トレ前の準備運動としてもおすすめです。

1

両手を組んで上に伸ばす

脚をそろえてまっすぐに立ち、両手を組んで人差し指を立て、真上へ伸ばす。おしりにグッと力を入れる。

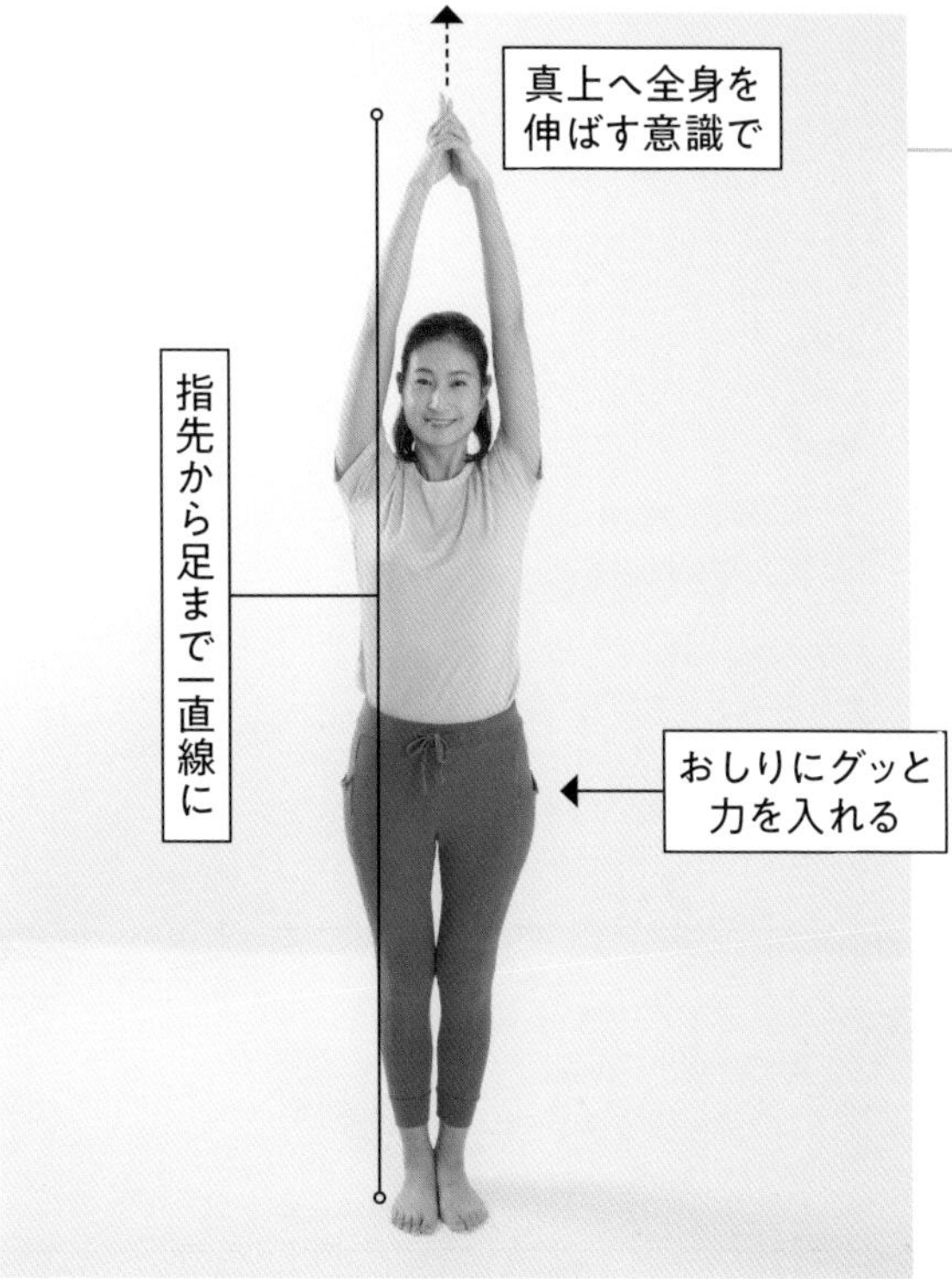
真上へ全身を
伸ばす意識で
指先から足まで一直線に
おしりにグッと
力を入れる

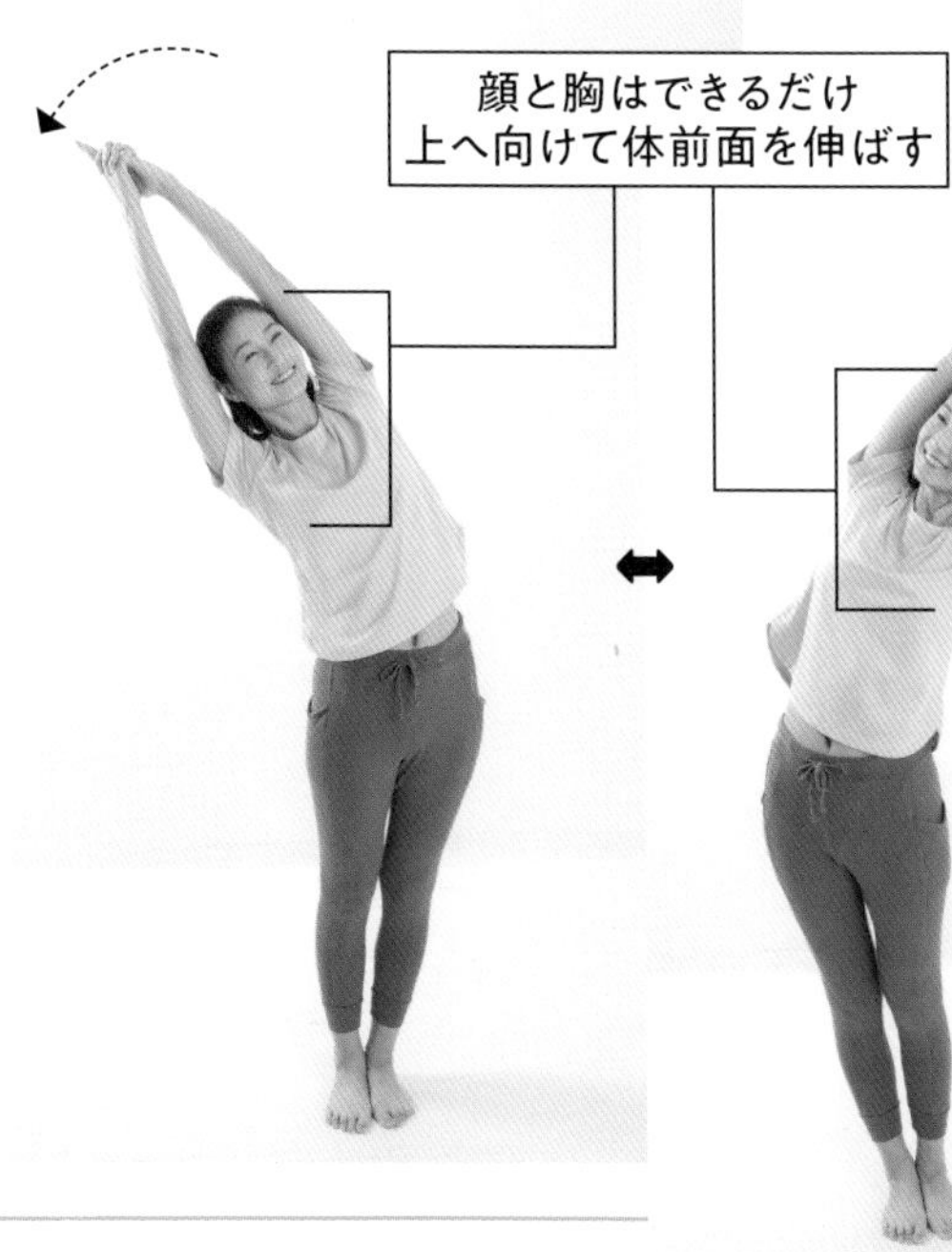
顔と胸はできるだけ
上へ向けて体前面を伸ばす

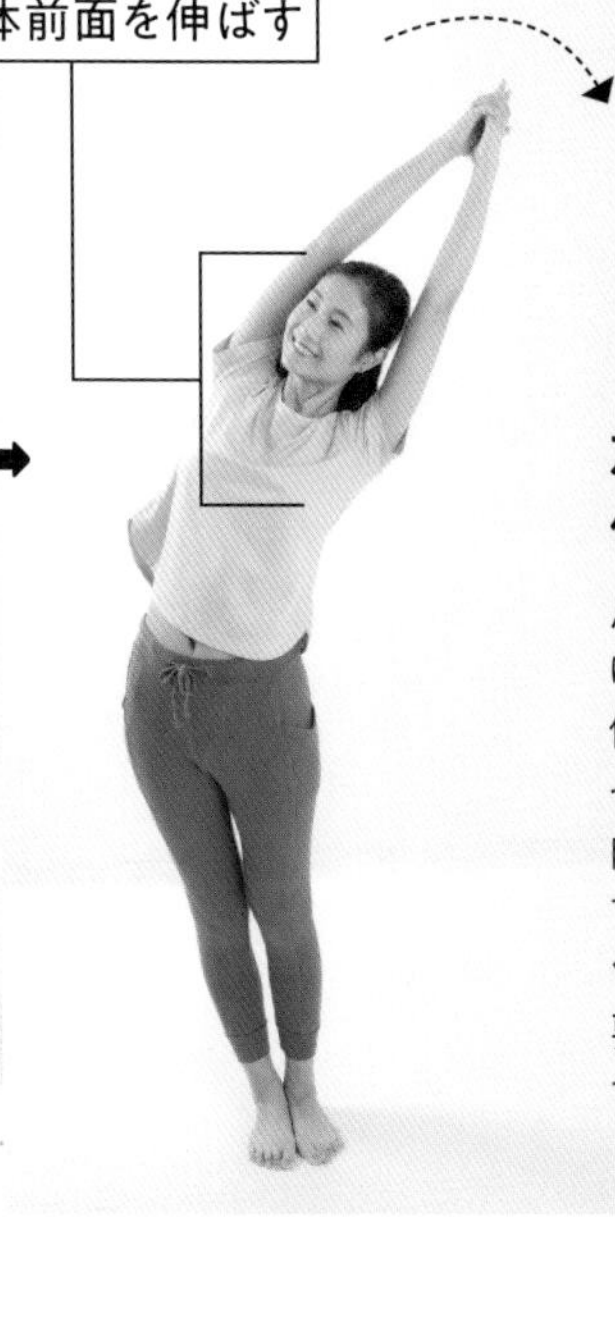

左右往復
4〜5回

2

左右それぞれに体を倒す

息を吸って、吐きながらゆっくりと上体を横へ倒し、同時に胸と顔をそらしてできるだけ上に向ける。できるところまで倒したら、息を吸って**1**の体勢に戻り、同じ要領で反対側にも倒す。

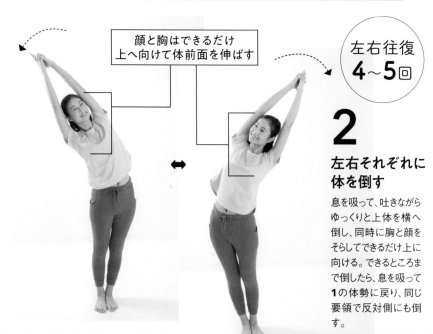

3

上へ伸びながら後ろへ体を倒す

1の体勢からおしりにグッと力を入れて腰を守り、息を吸って、吐きながらゆっくりと上体を後ろへ倒す。伸ばした指が上へと引っ張られている意識で。可能なところまで倒したら、息を吸いながらゆっくりと1の体勢に戻る。腰を痛めたり転倒の危険があるので無理は禁物!

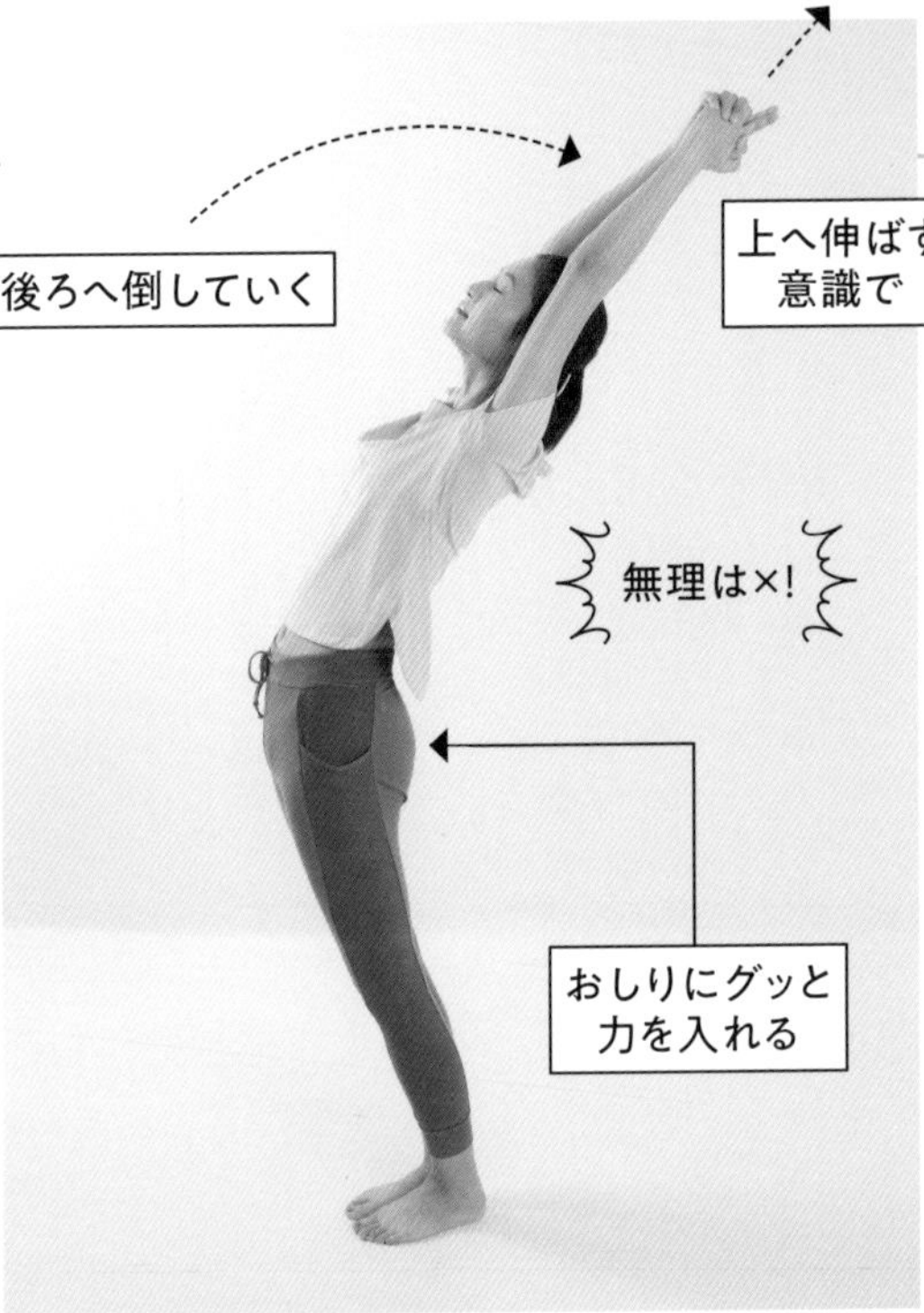
ゆっくりと後ろへ倒していく
上へ伸ばす意識で
無理は×!
おしりにグッと力を入れる

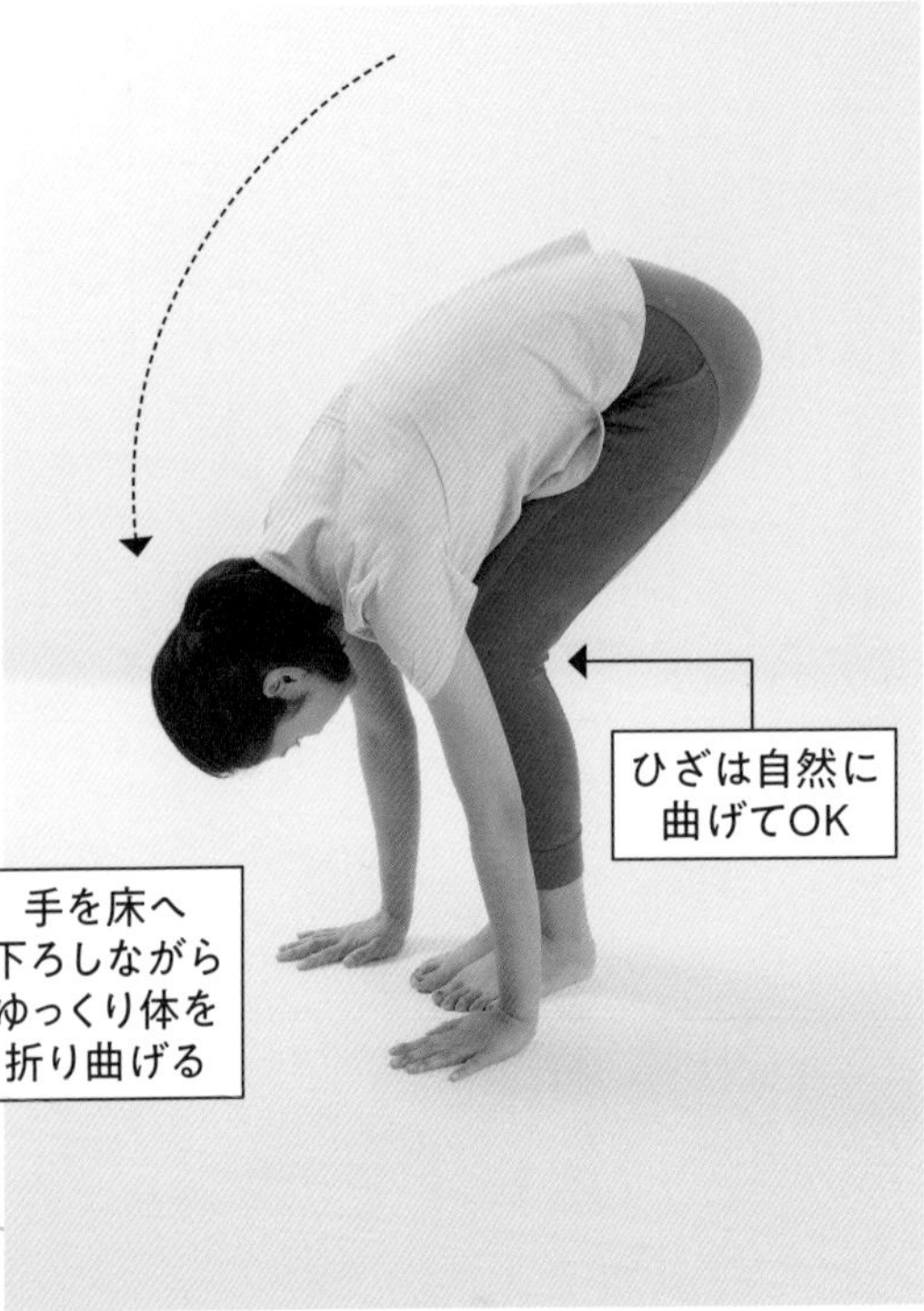
ひざは自然に曲げてOK
手を床へ下ろしながらゆっくり体を折り曲げる

4

ゆっくりと前へ体を折り曲げる

1の体勢から息をゆっくりと吐きながら腰を折り曲げ、ゆっくりと両手を床へと下ろす。ひざは曲げてもOK。

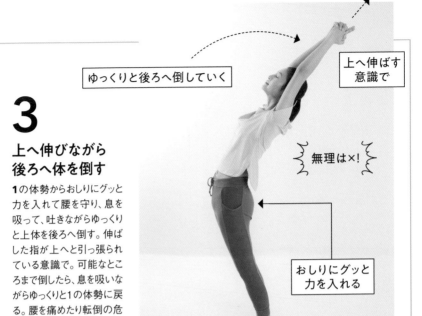

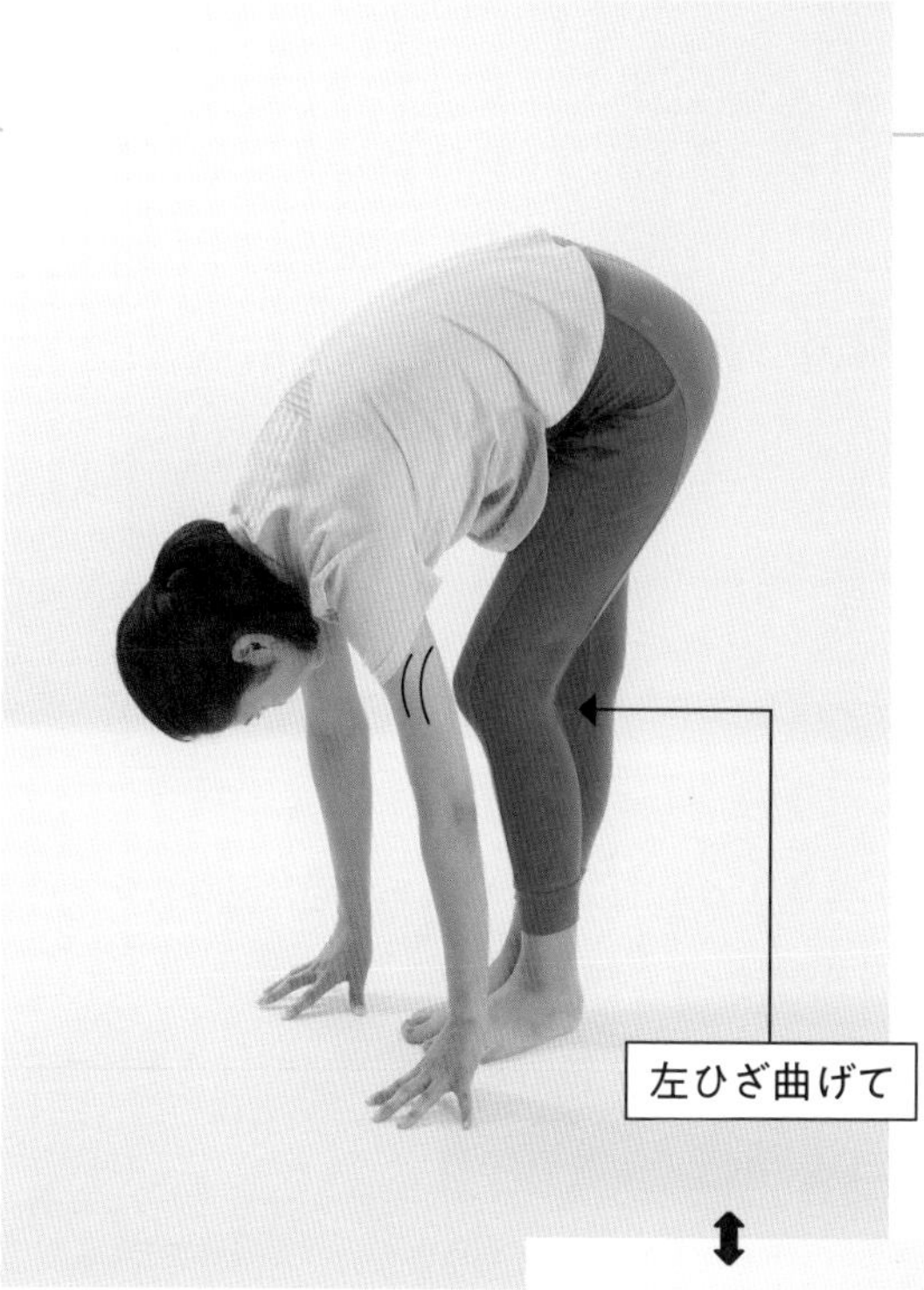

5

ひざを交互に曲げ伸ばす

両手は床につけたまま、左右の膝をゆっくりと交互に曲げ伸ばし。太ももからふくらはぎが伸びているのを意識して。

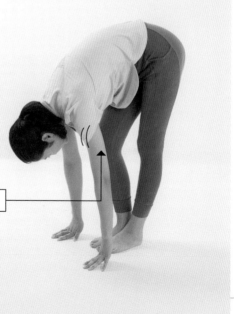

3～5を通しで**1**回行う

コラム
8

慢性的な「頭ぼんやり」は過剰な糖質摂取が原因!?

睡眠も休息もしっかりとっているのに「なんだかいつも頭がぼんやりしている…」。もしくは「いつも疲労感があってだるい」という場合は、運動不足に加えて、一度食事を見直してみることをおすすめします。こうした訴えがある人の食生活を伺っていると、たいていの場合、甘いお菓子や菓子パン、甘いドリンクなどをとり過ぎています。つまり、糖質の過剰摂取で頭がぼんやりしている可能性が高いのです。

糖質は頭と体の重要なエネルギー源ではありますが、過剰に取り過ぎると血糖値を急激に高くしてしまいます。すると、体は高くなった血糖値を下げるために「インシュリン」というホルモンを分泌。インシュリンの作用で、今度は血糖値が急降下するのです。

このような短い時間の中で血糖値が乱高下することを「血糖値スパイク」と言います。突然の低血糖で、だるくなったり眠くなったり、イライラや頭痛、吐き気を起こす人も少なくありません。

慢性的な疲労や頭のぼんやり感が取れない人は、一度糖質を思い切って半分～三分の一ぐらいに減らしてみることをおすすめします。それでそれらの不調が取れるようなら、やはりそれは過剰な糖質摂取が原因ということだということがわかるはずです。

第10章

冷え性に効く瞬トレ

体温を保っているのは、筋肉と血管。筋肉が熱を発し、血管が温かい血液を流して体を温めています。冷え性は、筋肉と血管の両方が機能しなくなることから始まります。ここでは、筋肉を動かして血管を覚醒させるための瞬トレをご紹介していきます。

冷え性に効かせるポイント

ターゲットはココ！

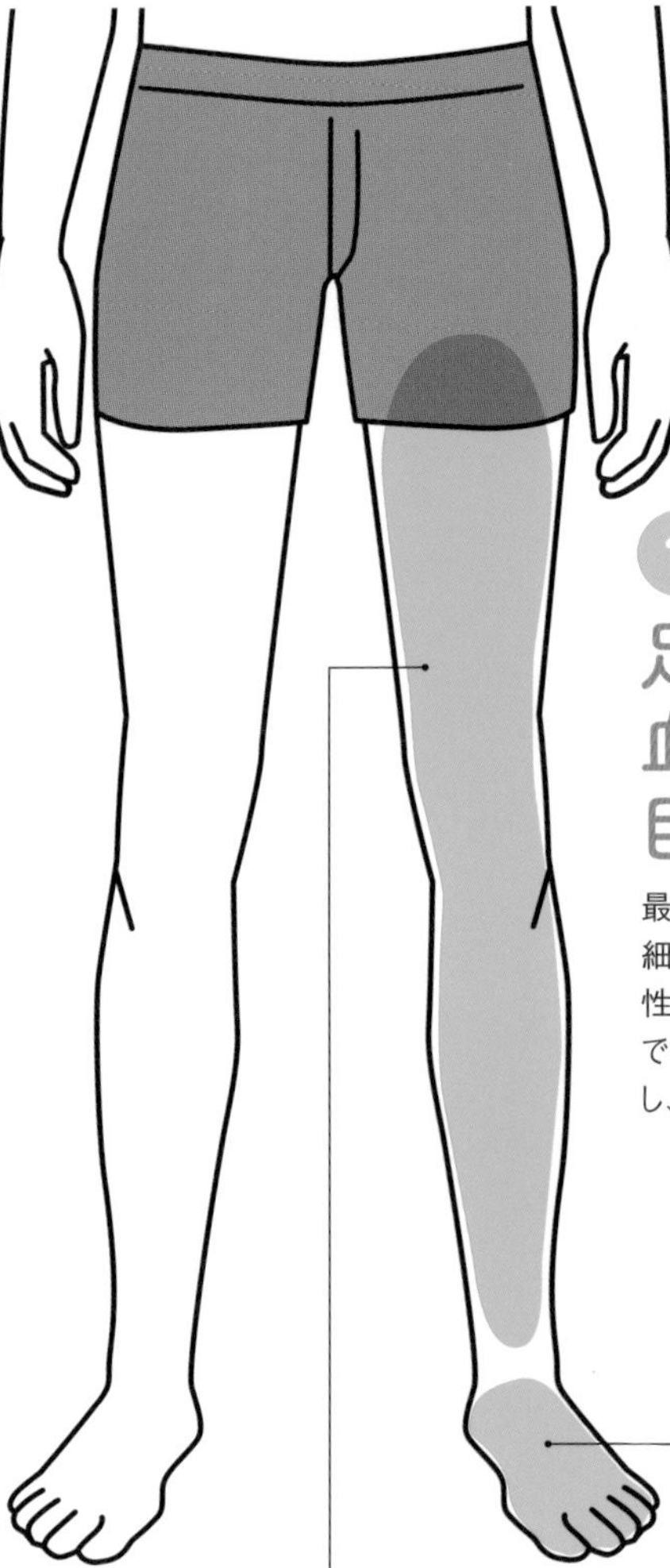

1 足の末端の血管を目覚めさせる

最も冷えやすいつま先は、毛細血管が硬くなっている可能性が大。たっぷりと動かすことで、血管の柔軟性を取り戻し、血の巡りを復活させる。

2 脚全体の筋肉を目覚めさせる

最も筋肉量が多い脚をしっかり動かして、筋肉の熱産生の機能と、血液を送り出すポンプ機能をよみがえらせる。

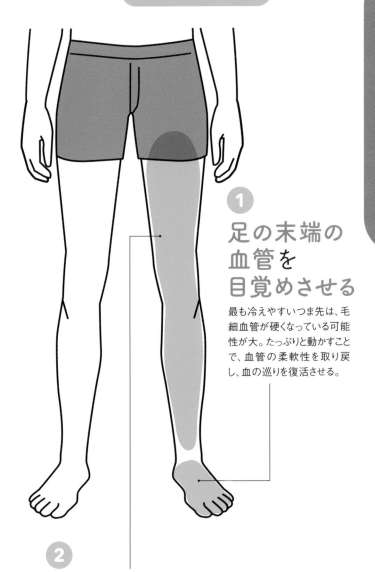

人体の熱の40%は、筋肉から発生しています。筋肉が動くことで脂肪や糖質などのエネルギー源を燃焼し、熱を発生させています。そのため、筋肉が少なくなると当然ながら、体温も下がってしまうのです。また、筋肉の内部には「毛細血管」が張り巡らされており、体中に温かな血液を運ぶことで、やはり体温を維持する役割を担っています。そのため、毛細血管がその数を減らしたり、硬くなって血液を通しにくくなってしまうと、やはり体が冷えてしまうのです。手足が冷えることが多いのは、体の末端にあるため、血管も細く血液が十分に届かないことが原因です。

まずは、一番冷えてつらい末端のつま足をしっかり動かして血管の柔軟性を取り戻していきます。その上で、人体最大の筋肉がある脚をしっかり動かして、筋肉を目覚めさせ、血液を送り出すポンプ機能を取り戻していきましょう。筋肉の70%は下半身に集中しています。**下半身の筋肉が目覚めれば、全身の血流を取り戻し、体温維持の機能も高まります。**

毛細血管は運動することでよみがえることが分かっています。冷え性の方は日頃から歩いたり、階段を上ったり、下半身を動かす機会を増やすことをおすすめします。

用意するもの
特になし

1 滞った足の末端の血管を目覚めさせる

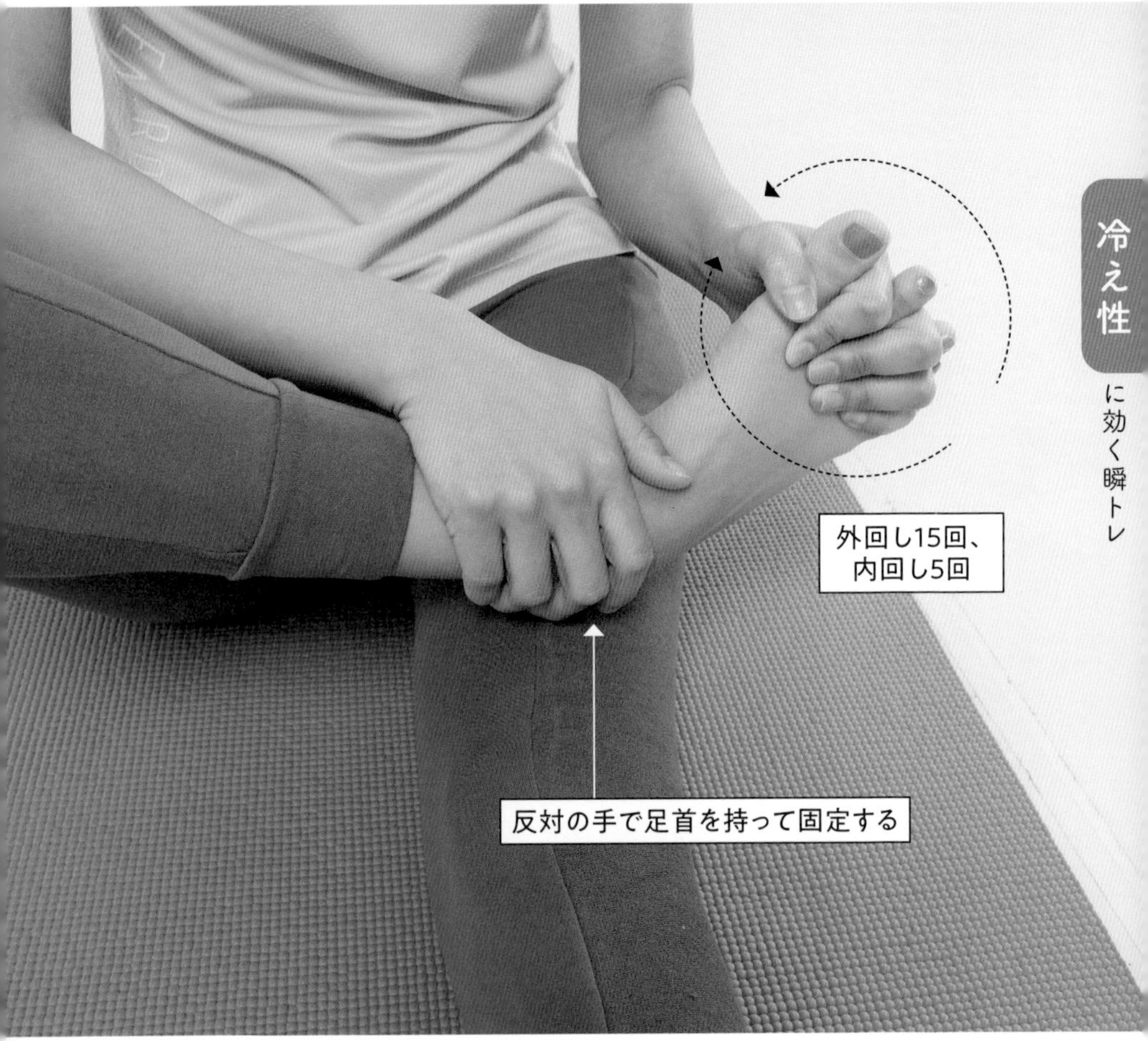

外回し15回、
内回し5回
反対の手で足首を持って固定する

手と足の指を組み合わせてつま先を回す

片足を反対側の脚の太ももの上に乗せ、手の指と足の指を組み、足首は反対の手でしっかり固定する。できるだけ大きく、ゆっくりと、外回しを15回、内回しを5回行う。

2-1

用意するもの
マット

滞った脚全体の筋肉を目覚めさせる

1

両足を持ち上げてブラブラさせる

あおむけになり両手のひらを床につけて体を支える。両足を真上に上げ、ブラブラと小刻みに動かす。

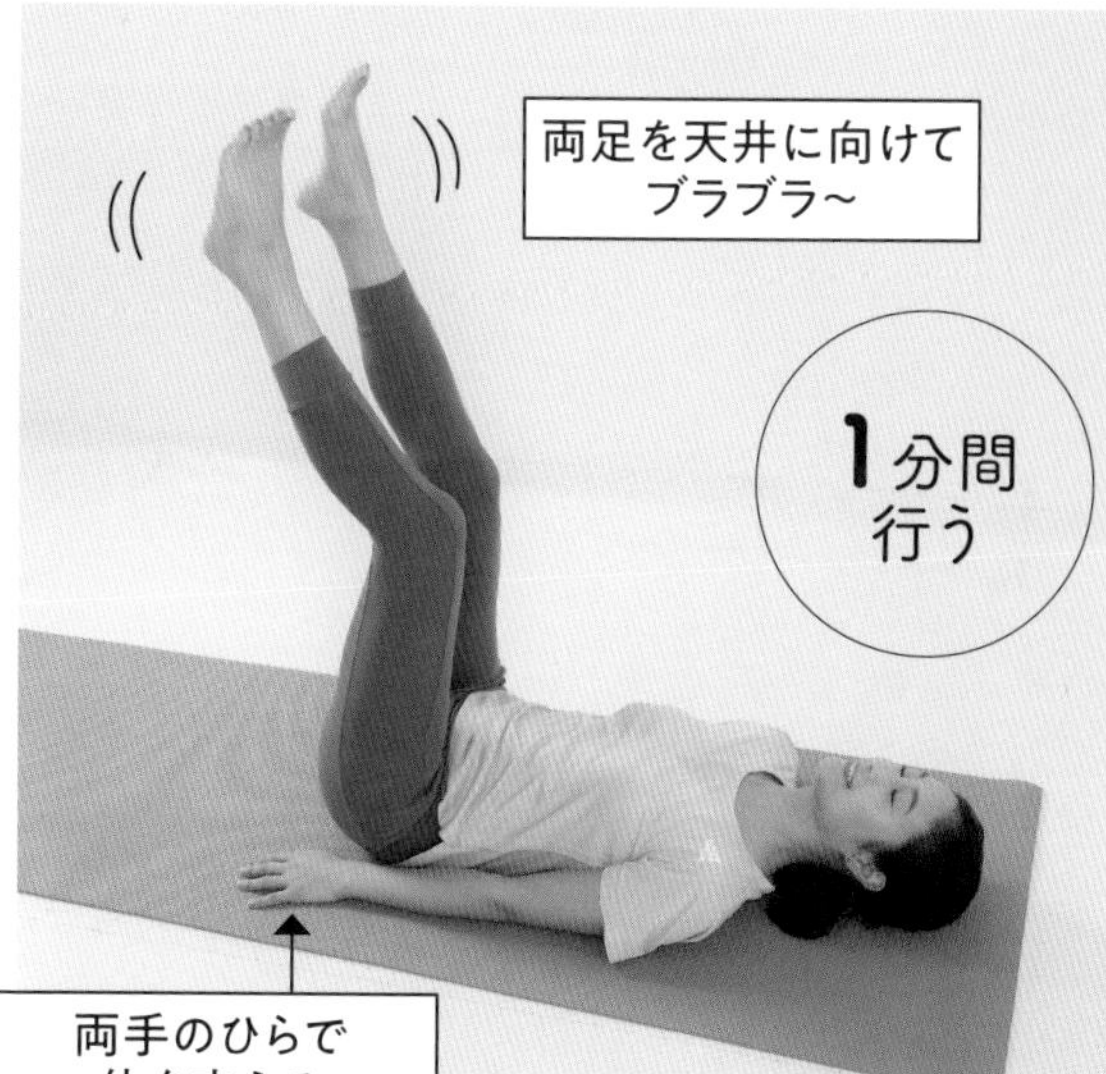
両足を天井に向けて
ブラブラ〜
1分間
行う
両手のひらで
体を支える

2

かかとをおしりに振り下ろす

1の体勢のまま、片足ずつひざを曲げてかかとをいきおいよく振り下ろし、おしりを叩く。左右交互に、リズミカルに行う。

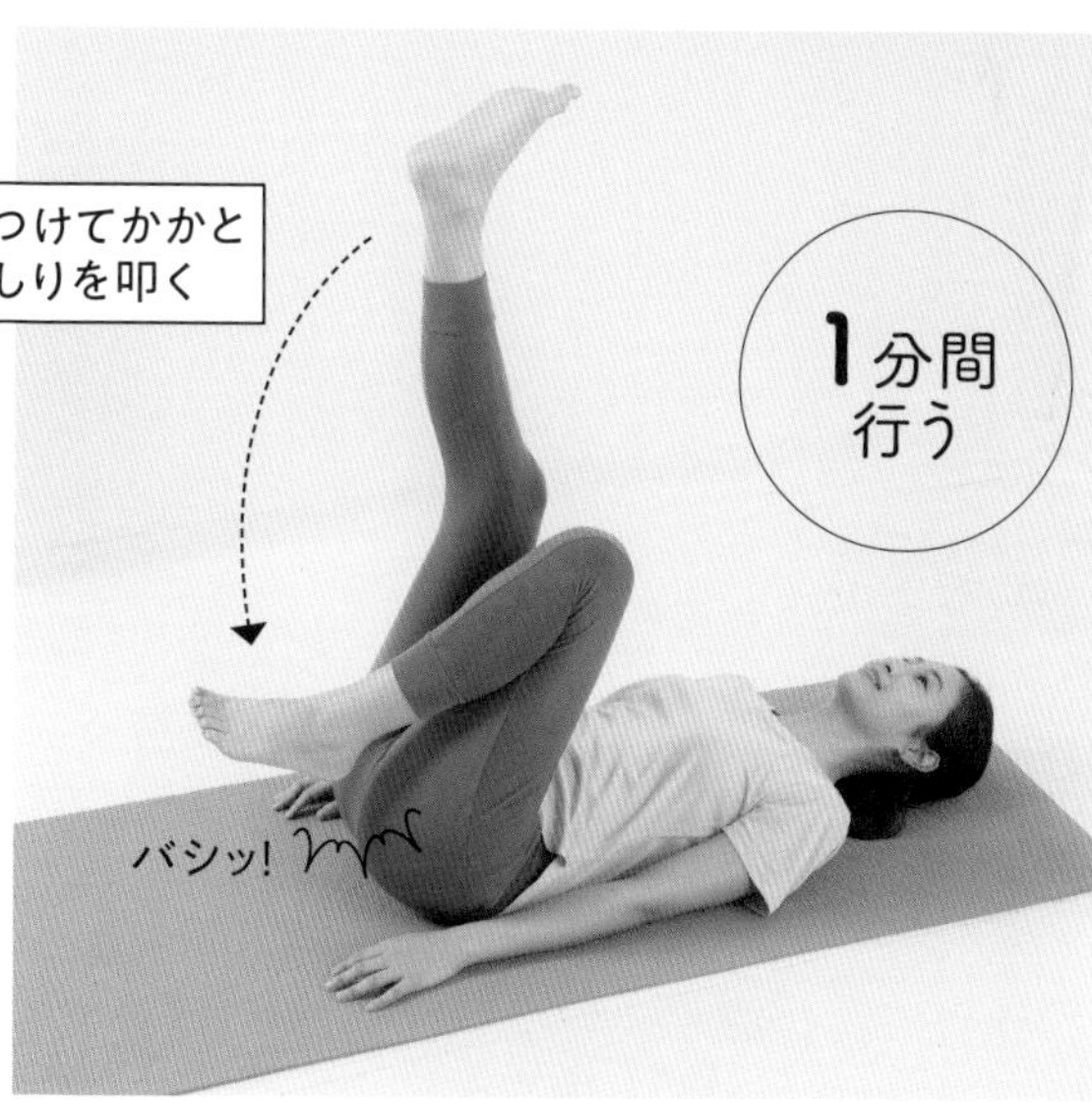
勢いをつけてかかと
でおしりを叩く
1分間
行う
バシッ!

2 -2

滞った脚全体の血管を目覚めさせる

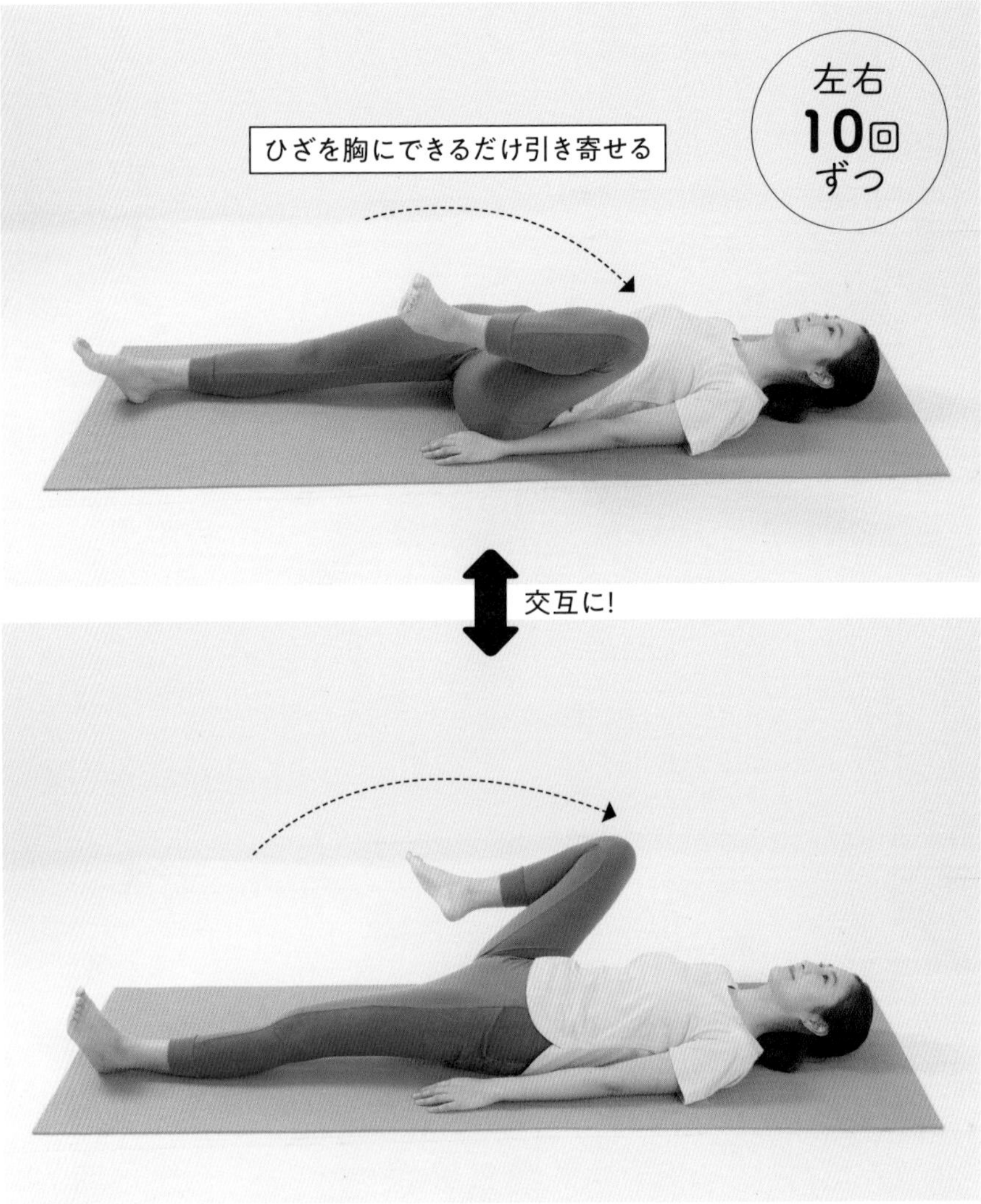
左右
10回
ずつ
ひざを胸にできるだけ引き寄せる
交互に!

1 脚を交互に大きく折り曲げる

あおむけになって両足をまっすぐに伸ばし、やや外側へ足を開くようにひざを曲げながら、できるだけ胸に引き寄せる。左右交互に、大きく動かす。

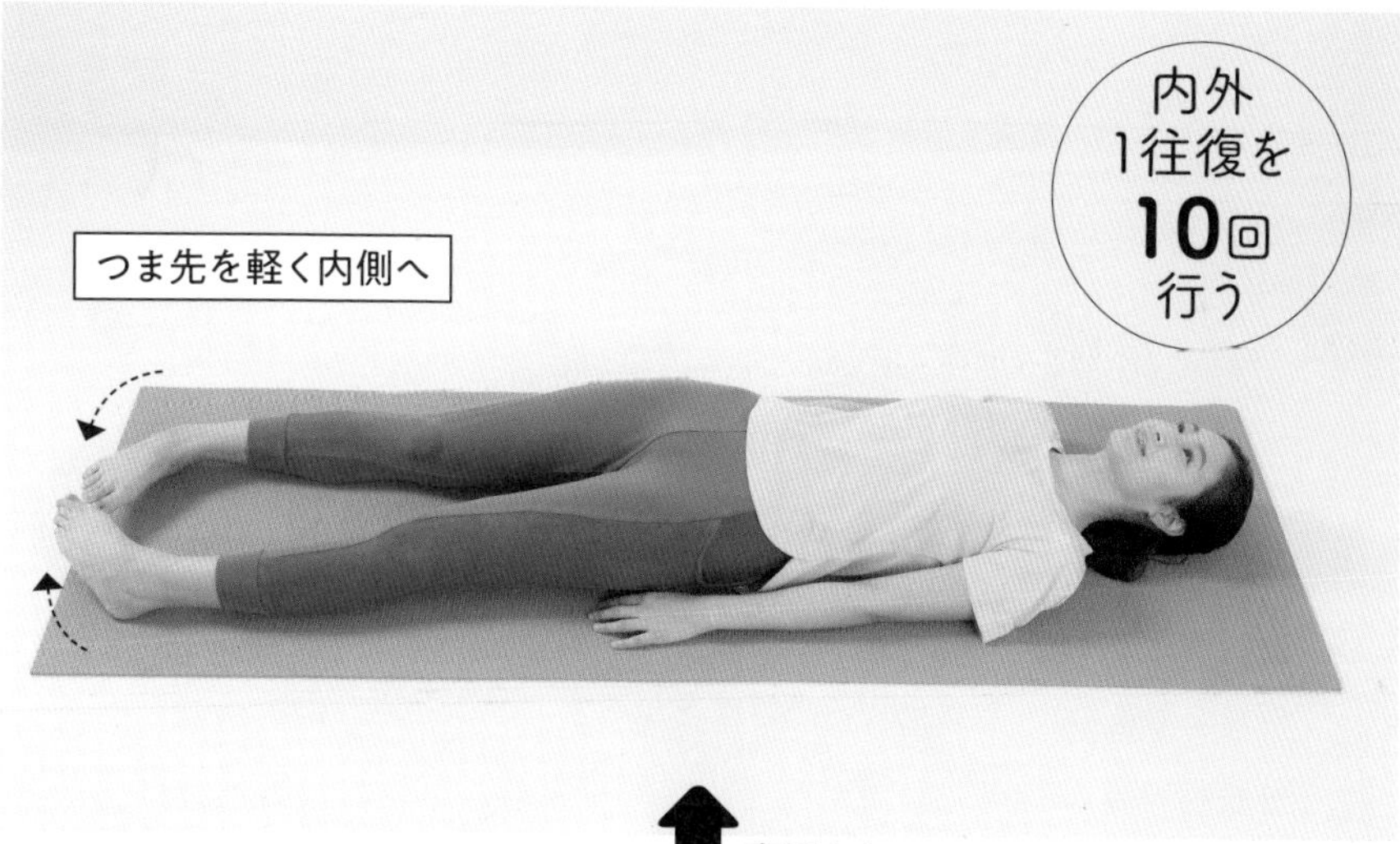
内外
1往復を
10回
行う
つま先を軽く内側へ

交互に!

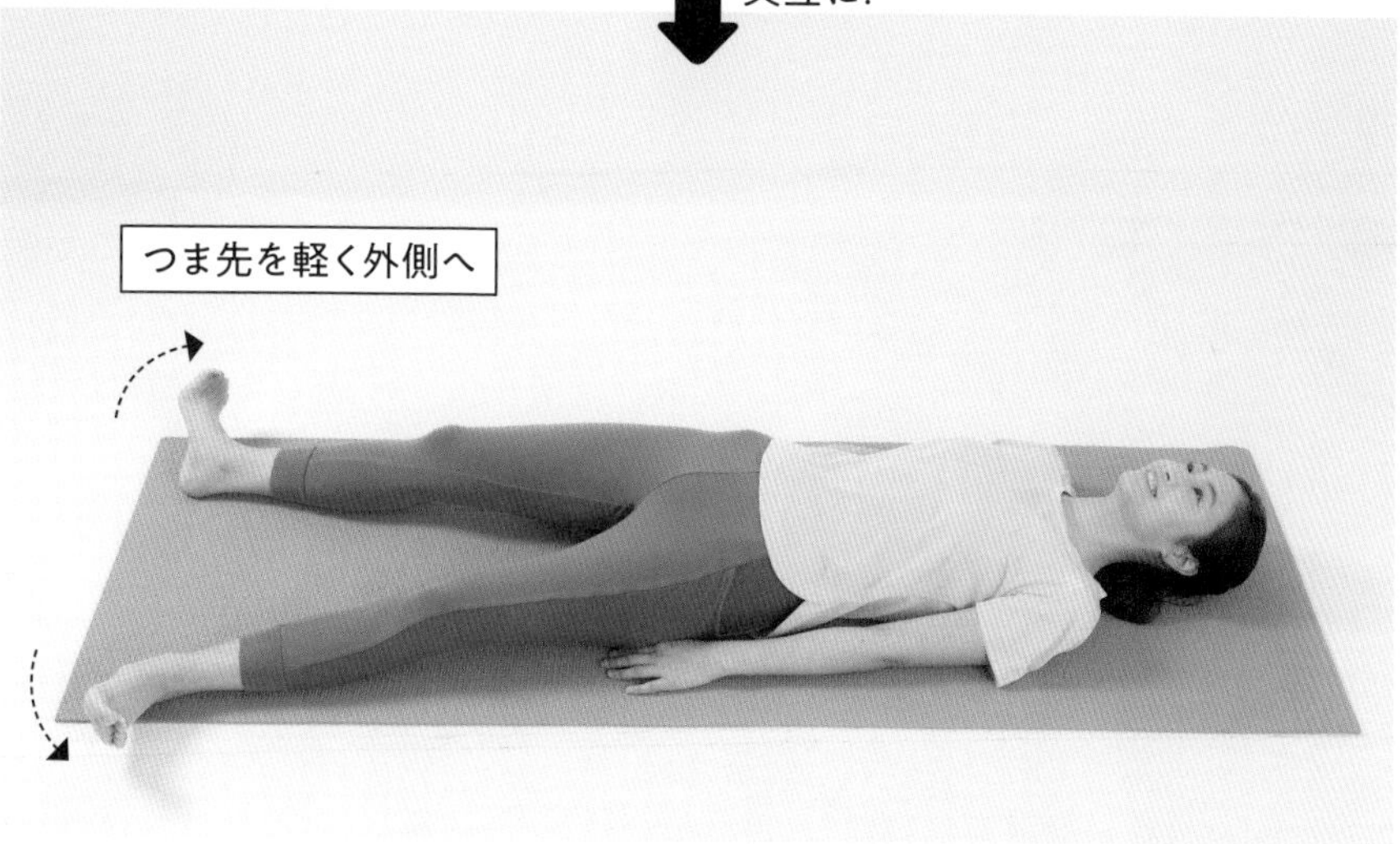
つま先を軽く外側へ

2 つま先を内、外と交互に倒す

あおむけになり、腰幅に脚を開いて伸ばす。足首を曲げてつま先を立て、股関節から脚を回旋させて、内側、外側へつま先を交互に倒す。

コラム
9

ムズムズ足の治し方

就寝前やじっと座っているときなどに、脚にムズムズした違和感が生じる症状は「ムズムズ足症候群」、もしくは「レストレスレッグス症候群」と呼ばれています。はっきりとした原因は明らかにはされていませんが、症状を相談された際にその方の脚に触れると、たいてい、ひんやりと冷たくなっていることがほとんどです。そのため、次から紹介する血行を良くする一連のケアを紹介しています。入浴後の体が温まったときや、就寝前に実践するのがおすすめです。

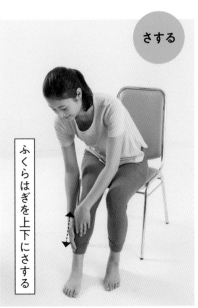

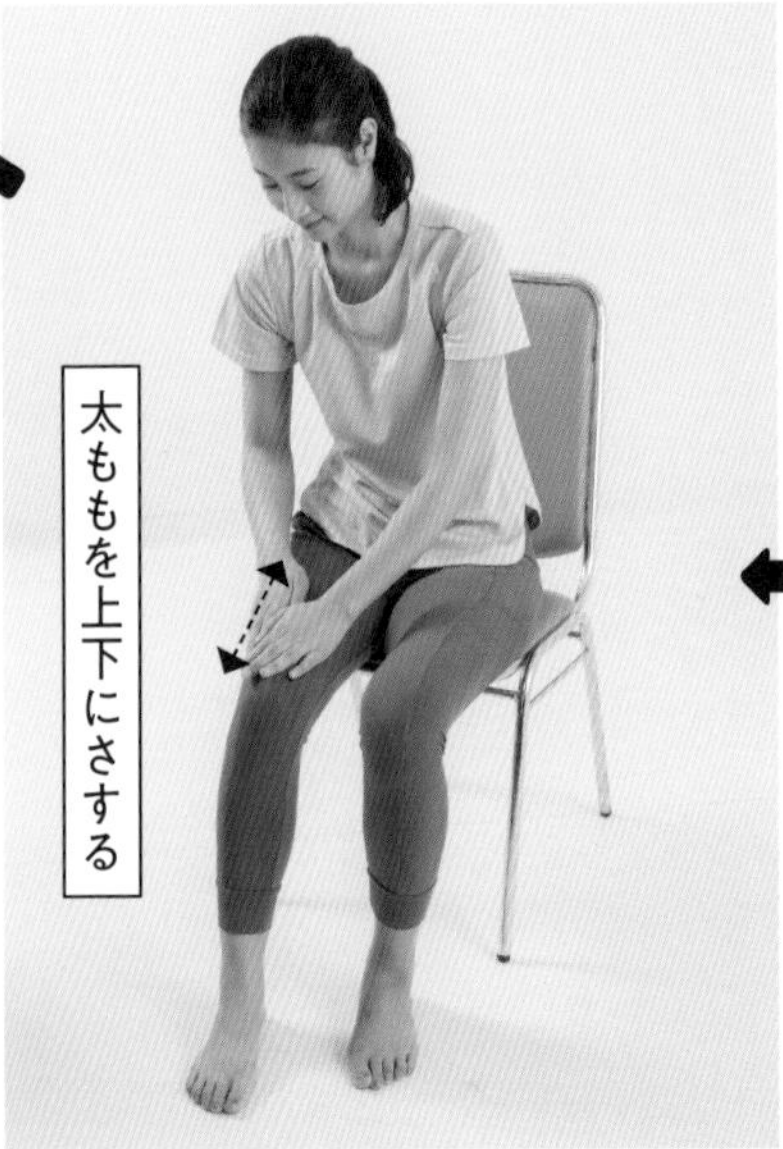

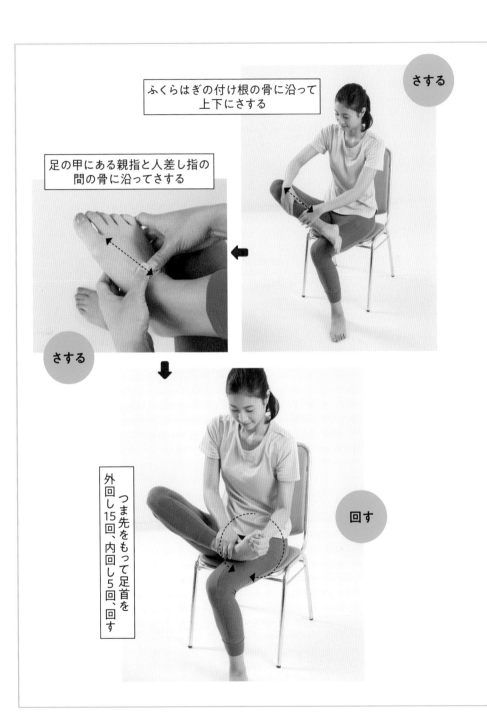

ふくらはぎの付け根の骨に沿って
上下にさする

さする

足の甲にある親指と人差し指の
間の骨に沿ってさする

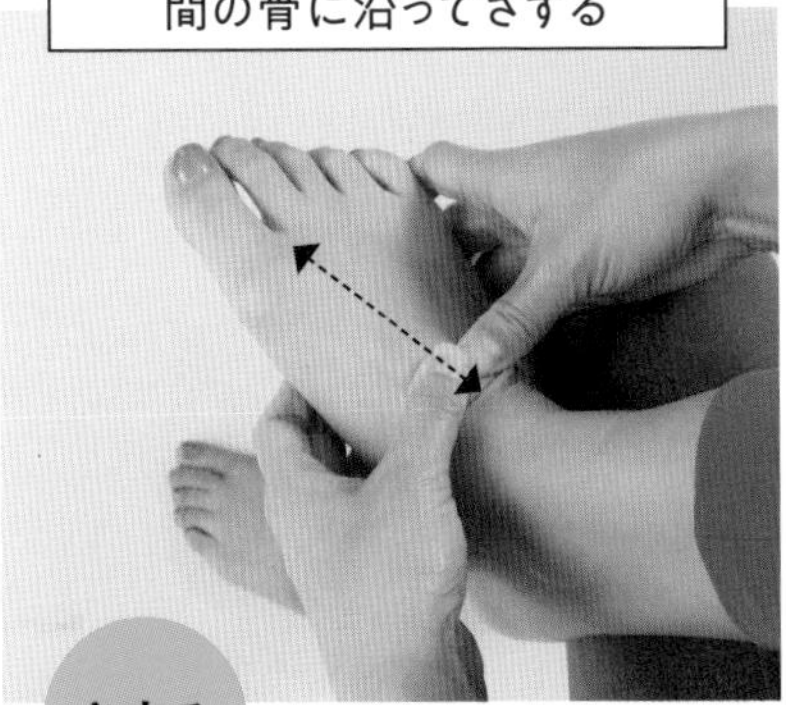

さする

回す

つま先をもって足首を
外回し15回、内回し5回、回す

コラム 10

瞬トレで不眠を解消 運動習慣は天然の睡眠薬

痛みやこりをとるのが瞬トレの主な目的ですが、その他にも「快眠が得られるようになる」という、うれしいメリットがあります。

「運動習慣がある人には不眠が少ない」という疫学研究が複数あることからも、筋肉をしっかり動かすことは副作用のない、とても健康的な天然の睡眠薬であるといえます。また、長期的な運動習慣は寝つきをよくしたり、夜中に目が覚めることが減り、全体の睡眠時間が長くなる、という研究も。運動は、睡眠の質も向上させてくれるというわけです。

とはいえ激しい運動をした直後は心身共に覚醒モードになってしまうので、就寝前であれば軽いストレッチ程度がよいでしょう。左ページで紹介する「プロペラ全身ストレッチ」は特におすすめです。日ごろ動かさない上半身のひねり運動で胸と背中にある大きな筋肉をストレッチして血行を促進するので、体温がほどよく上昇します。すると、20～30分もすると今度は徐々に体温が下がってきます。この体温が下がったときが、最も心地よく入眠ができるタイミングだといわれています。

ストレッチは筋肉にたまった疲労物質も洗い流す効果があるので、体の不快感も解消されて深い睡眠も得られるようになるでしょう。

就寝前に!
快眠プロペラ運動

背筋をしっかり
伸ばす
腕は床と平行にしてキープ

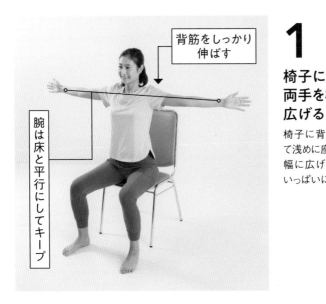

1

椅子に腰かけて両手を横いっぱいに広げる

椅子に背筋を伸ばして浅めに座る。脚を腰幅に広げ、両手は横いっぱいに広げる。

2

両手を広げたまま、上半身を左右交互に回転させる

両手を広げたまま、少し勢いをつけて腰と胸を左右交互にひねり、プロペラのように両手を回転させる。顔は前へ向けたままキープ。腕は常に床と平行になるように、下がったり上がったりしないように注意する。

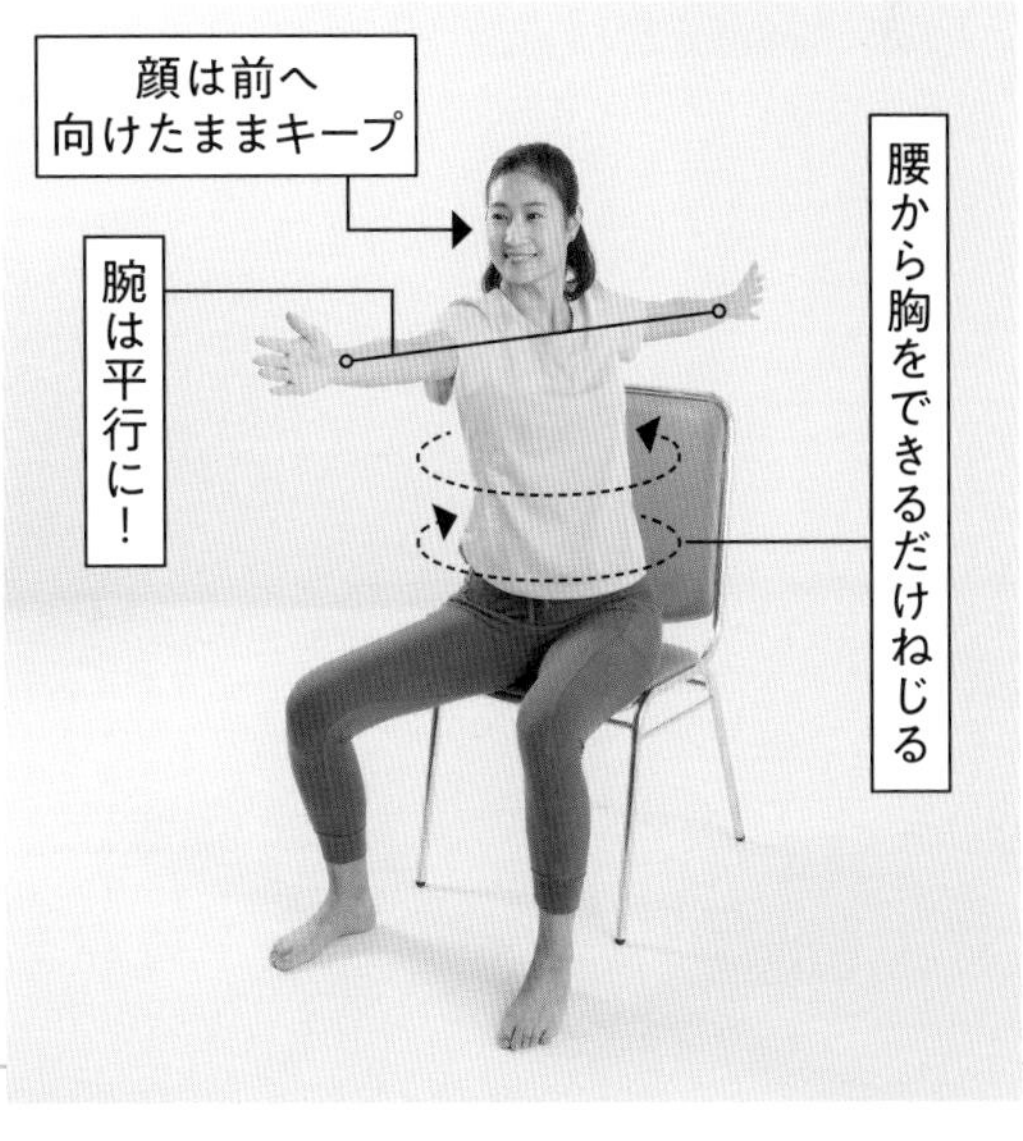
顔は前へ
向けたままキープ
腕は平行に!
腰から胸をできるだけねじる

おわりに

最後までお読みいただき、ありがとうございました。

痛み、こりと無縁の体になるためには、その場その場の痛みをまぎらわすのでは不可能であり、自分で自分の体を適切に動かして、筋肉と関節が本来持つ柔軟性を取り戻すことが必須であることが、分かっていただけたことかと思います。

「動物」である人間は、体を動かし続けることだけが、本来持つ体の機能と正常性を保つ唯一の方法なのです。

そして、体の正常性を保つためだけであるならば、ほんの短時間の軽い負荷の運動で十分だということも、ここまでにお伝えした内容でお分かりいただけたのではないでしょうか。

私はスポーツの最前線ではコーチとしてトップアスリートたちの体を、病院では健康運動指導士兼トレーナーとして、様々な障害をお持ちの患者さんたちの体を30年以上見てきました。最近では、誰もが知る大企業の経営者の方のボディメンテナンスも手掛けるようにもなりました。

みなさんの境遇は当然ながらそれぞれ大きく違いますが、共通して言えることは、体はどの人にとっても「人生最大の資本である」ということです。

いつもどこかに痛みがあって動くこともままならない人と、どこにも痛みや不調がない軽やかな体を持つ人とでは、仕事や人間関係、精神状態や日々感じている幸福感に大きな差が出ることは明らかです。

実際、ある経営者の方は「私が病院に行くだけで会社の株価が下がってしまうんだよ」と笑ってお話されていました。

軽やかに動く体は、どんな人にとっても、いくつになっても、最も大きな財産なのです。

ところが、多くの人は体に不備がないときには「体が動くのは当たり前」なので、残念ながらその大切さに気が付くことができていません。そのために、忙しい毎日の中で、ちょっとした違和感や一瞬よぎったぐらいの痛みは無視されてしまい、ある時に大きなトラブルとなって表れてしまうのです。

私はそれが残念に思えてなりません。

私はコーチ、トレーナーとして活動する中で、理学療法や鍼灸、柔道整復師の知恵を学び、時には渡米して最前線のボディアライメントの技術を習得しました。それはすべて、「わたしが担当する選手からは、一人も故障者を出さない」という信念のためです。

本書も同じく、その信念のもとで内容を磨き上げました。30年間向上させ続けてきたケア方法の知見を、誰もができるようなストレッチに落とし込み、短時間で確実に万人が「故障を出さない」ためのセルフケアとして実践できるように、組み立てました。

本書をきっかけに、ぜひとも「瞬トレ」を新しい生活習慣として取り入れていただきたいと思います。

そして、人生100年時代の今、自らの体の資産価値を最大限に高めていただき、生涯動ける体作りに役立てていただけたら、それ以上にうれしいことはありません。

2021年8月

藤森義弘

藤森善弘（ふじもり・よしひろ）

健康運動指導士、全米エクササイズ&スポーツトレーナー（PFT）。日本オリンピック委員会オリンピック強化指定コーチ（2019年）。
東京・茅場町のトータルボディメイクサロン「フクジュ」代表、有限会社ブルーワールドシステム代表取締役。1999年～2020年の21年間、日本体育大学スポーツ局水泳部競泳ヘッドコーチを務める。シドニーオリンピック（2000年）、ロンドンオリンピック（2012年）、リオオリンピック（2016年）の日本代表コーチ。シドニーオリンピック銀メダリストの田島寧子選手をはじめ、「故障者を一人も出さない」を信念に数多くのトップスイマーを育成。同時に、健康運動指導士として横浜市スポーツ医科学センターMECプールで様々な疾患を持つ患者を対象に運動指導を行う。現在はボディメイクサロン「フクジュ」で生涯動ける体づくりのためのサポートも行っている。

即効! 痛みもコリもササッと消える!
瞬トレ

2021年8月21日　初版第1刷発行

著　者　藤森善弘
発行者　澤井聖一
発行所　株式会社エクスナレッジ
〒106-0032　東京都港区六本木7-2-26
https://www.xknowledge.co.jp/

問合先　編集　TEL.03-3403-6796
FAX.03-3403-0582
info@xknowledge.co.jp
販売　TEL.03-3403-1321
FAX.03-3403-1829